70歳から寿命が延びる腸活

松生恒夫

青春新書
INTELLIGENCE

はじめに――若い頃の「腸活」では腸にストレスがかかる理由

「若い頃は、ずっと毎日、快腸快便だったのに……」

私のクリニックにやってくる高齢の患者さんがよく口にする言葉です。年齢とともに、体のさまざまな機能が衰えてくるものですが、とくに70歳を越えるあたりから、顕著に自覚されるのが、便秘などに代表される腸の機能低下です。老化は、まず腸にあらわれるのです。

私は、これまでに5万件を超える大腸内視鏡検査をおこなってきた腸の専門医ですが、高齢者の場合、冒頭の言葉のように、若かった頃と今の状態を比較して、気分的に落ち込んでいる人が珍しくありません。

実際、高齢の患者さんの話を聞いてみると、

「ヨーグルトを毎朝欠かさずとっています」

「白米ではなく、食物繊維が多い玄米を食べるようにしています」

などと、ほとんどの方が、それぞれに腸にいいとされる〝腸活〟を日常的におこなっているとおっしゃいます。

毎日頑張っていろんな腸活を続けているのに、よくなるどころか症状がどんどんひどくなる一方だと、そのストレスで落ち込んでしまうのも無理はありません。

すると、悪循環で、今度は精神的ストレスが腸に悪影響を与え、「腸ストレス」となって腸の機能を低下させ、ますます便秘がひどくなるという事態に陥るのです。


70歳を過ぎたら、これまでの腸活は通用しない、と考えてください。高齢者には高齢者の腸活があるのです。

どういうことかというと、たとえば、若い頃は、ヨーグルトを毎朝食べて毎日快便だった人も、70歳を越えたら、効果があらわれない、あるいは、かえって症状がひどくなってしまう、といったことが普通に起きるようになります。

玄米食も同様です。ある年齢を境に、「ずっと玄米なのに、最近お通じが悪くなってきた」となる方が増えてきます。それが、ちょうど70歳頃なのです。

70歳を過ぎたら、これまでのこだわりを捨て、正しいと信じてきた腸活を見直すことが必要です。若い人の腸活と高齢者の腸活は違うのです。一般に流布《るふ》している「腸にいい常識」は、若い人向けのものがほとんどで、「高齢者には非常識」なものがたくさん混ざっているのです。

本書で、その「常識」を一つひとつ検証し、腸と体の健康を保つ最新医学をご紹介したいと思います。腸の活力をとり戻して、腸から長寿を手に入れましょう。本書が、自分の腸の状態をよく理解して、70歳からの正しい腸活を習慣化する一助となることを願っています。

70歳から寿命が延びる腸活　目次

第2章 70代からの腸の状態が、寿命も健康寿命も左右する事実

目　次

第3章 「若いときの腸」と「70代以降の腸」はこんなに違う

第4章 70代からの日本人の体質に合った腸活【食事編】

第5章 70代からの日本人の体質に合った腸活【生活習慣編】

編集協力／江渕眞人
ＤＴＰ・図版作成／エヌケイクルー
イラスト／瀬川尚志

小腸と大腸

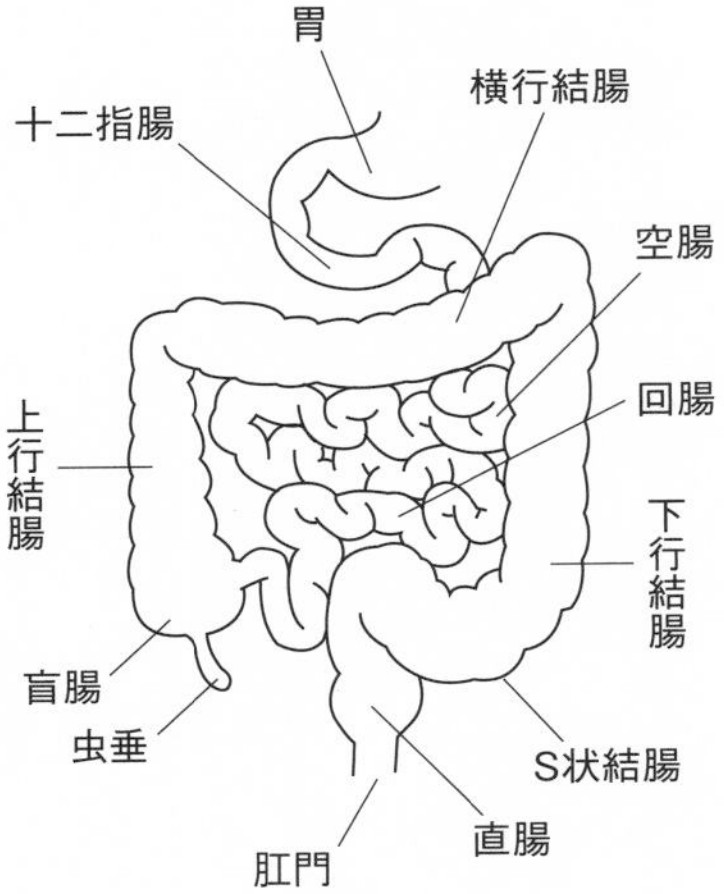

小腸＝十二指腸＋空腸＋回腸
大腸＝結腸＋直腸

第1章

その〝腸にいい〟健康法、70歳からは逆効果です

1 腸の不調に悩むシニアが増えている

私の専門は消化器内科で、これまでに大腸内視鏡検査を5万件以上おこなってきました。

最近、痛感するのは、腸の不調を訴える65歳以上の高齢者の患者さんが増えているということです。85歳以上の超高齢者の来院も、増加傾向にあるのです。

これは、私のクリニックだけではなく、国の統計でも同様の傾向が見られます。

厚生労働省の「2019年 国民生活基礎調査の概況」によれば、代表的な腸の不調である便秘を訴える人のうち、じつに68・6%が65歳以上の高齢者が占めているという結果が出ています。

また、別の調査では、65歳以上の男性の65・0%、同女性の80・5%が便秘の症状があると答えているのです。

男女別に見ると、60歳までは、女性が男性より倍以上、便秘の人が多いのですが、70歳を過ぎるとその差はどんどん縮まり、75歳以上だと逆に男性のほうが多くなります（図表

（図表1-1）70歳を過ぎると男女とも腸の不調（便秘）が増える

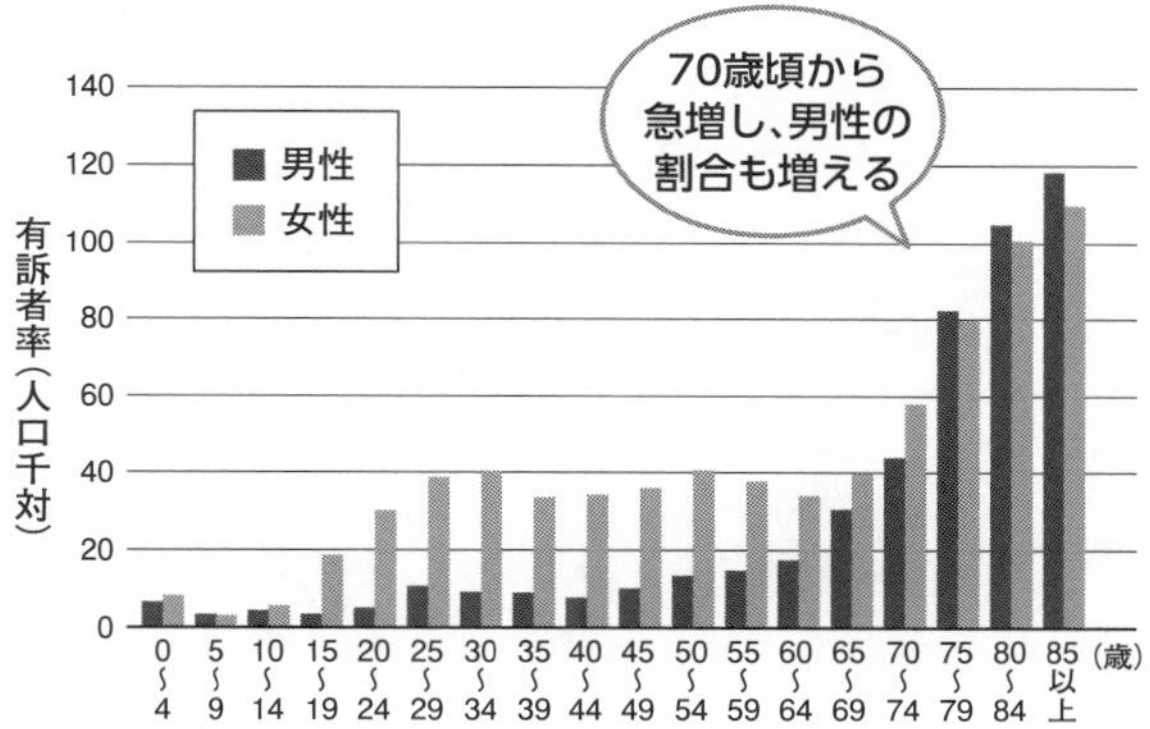

令和元年 国民生活基礎調査（厚生労働省）

1－1）。

結論からいえば、老化によって、腸そのものが衰えるからです。くわしくは第3章に譲りますが、このことを象徴するのが、「腸管壁の強さの低下」です。

2 老化によって腸管機能が衰える

人の腸管壁の強さ（弾力性）は、結腸、直腸とも10代において最も強く、加齢とともに弱くなることが指摘されています（図表1－2）。70代になると20代と比較して、なんと30～40％も低下します。

(図表1-2) 年齢とともに腸の機能は衰える

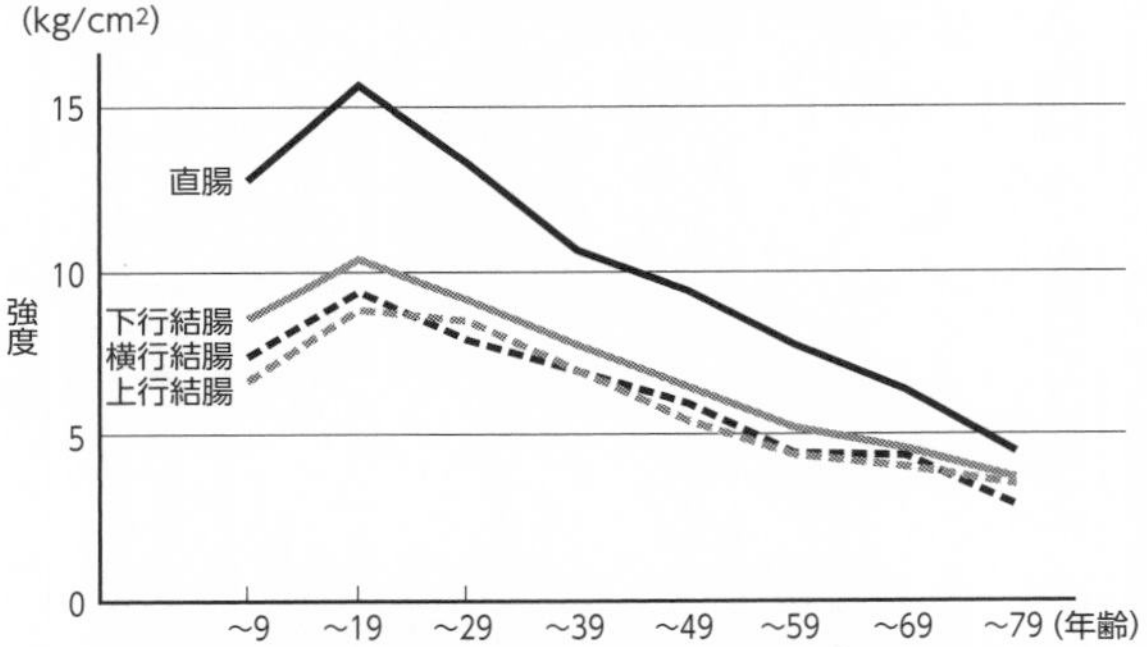

※上のグラフは直腸、下行結腸、横行結腸、上行結腸に負荷をかけ、弾力性(強度)を調べた結果をまとめたもの。いずれも10代から20代の前半をピークとして、どんどん弾力性が失われていく。

「ヒト腸管壁各部分の強さの年齢比較」Hosoda S. et al.: Age-Related Changes in the Gastrointestinal Tract, Nutrition Reviews 50, 1992

また、腸管粘膜の神経細胞の数も、年齢とともに減少していきます。高齢者の便秘には、こうした腸管の加齢による衰えという〝ハンデ〟が背景にあるだけに、根が深いのです。

にもかかわらず、「たかが便秘」「下剤を飲めば治るから大丈夫」「便秘なんて病気のうちに入らない」などと軽く考えている高齢者がじつに多いのです。

3 排便力が低下すると寿命が短くなる

アメリカのミネソタ州・メイヨー医科大学で3993人の被験者を15年間にわたって追

(図表1-3)便秘の有無が寿命を左右する

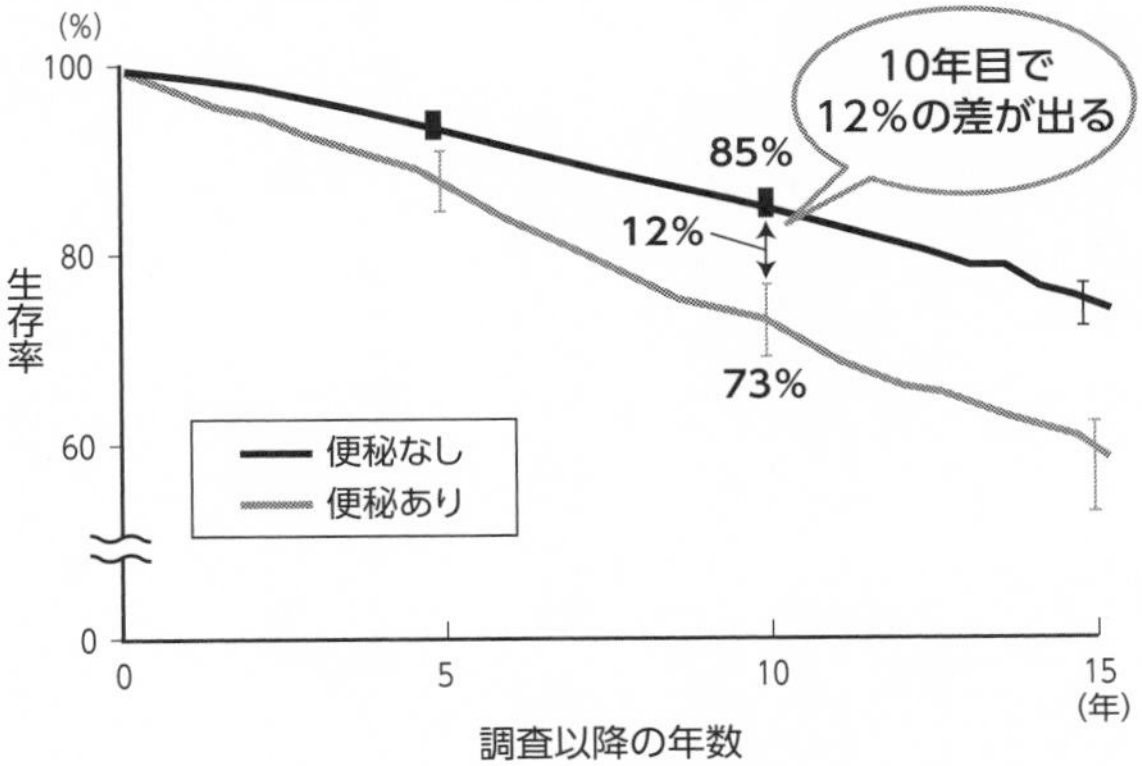

Chang J.Y. et al. The American Journal of Gastroenterology. 105:822-832. 2010

跡調査したところ、便秘のない人のほうが、ある人よりも長生きであることが報告されています(図表1－3)。

10年後の生存率を比較すると、便秘のない人はある人に比べて、12%以上高いことがわかったのです。

また、一般に、高齢者は若い人に比べ、すでに免疫力が低下している状態です。がんの発症率が高齢になるとぐんと高くなることも、この免疫力低下と深く関わっています。

腸内環境の悪化は、体の機能を悪化させるだけでなく、腸管免疫の低下を招いて、がんを発症しやすくするともいえるのです。

高齢者にとって、便秘は「たかが」で済ま

される問題ではありません。命に関わる最優先の健康課題の一つといっても過言ではないのです。

4 あなたの腸加齢度をチェックする

70歳を過ぎたあたりから、急に腸の不調を感じ始めたなら、その最大の要因の一つは「加齢によるもの」と考えてほぼ間違いありません。

自分の腸の健康状態を知るために、まず、あなたの腸の加齢度をチェックしてみましょう。該当するものはいくつあるでしょうか。

▼腸の加齢度チェックリスト

①いきむ力が弱くなったと感じる

②体を動かしたり、歩いたりすることがあまりない
③便が硬い
④便が細い
⑤排便ができないでいると、お腹がどんどん張ってしまう
⑥残便感がある
⑦排便時間が長くなった
⑧1日1〜2食である
⑨自然な便意が起こらない
⑩便意が起こっても我慢することがある

★該当するものが0→元気腸

あなたの腸はまだ若さを保っています。この状態をキープするよう、腸活をスタートさせましょう。

★該当するものが1〜3個↓加齢腸予備軍

加齢による影響が出始めていますが、この状態であれば元気な腸を取り戻すことは比較的容易です。食事をはじめとした生活を見直して改善していきましょう。

★該当するものが4〜10個↓加齢腸

腸の加齢が進み、不規則に排便があるものの、腹部の膨満感《ぼうまんかん》などの腸の不快な症状があるのではないかと考えられます。すでに便秘薬・下剤に頼る生活になっているかもしれません。排便改善のリハビリテーションで排便力をとり戻す必要があります。

5　70歳からは「腸にいい常識」が変わる!?

同じ便秘の症状を訴えていても、若い人と高齢者ではその原因に大きな違いが見られます（図表1－4）。

（図表1-4）若い人と高齢者では便秘の原因が違う

原因	若年者	高齢者
腸管機能	正常～低下	低下
ぜん動運動	正常～低下	低下
直腸反射（便意）	低下～消失	低下～消失
PMS（月経前緊張症）	有	無
食事摂取量（食物繊維摂取量）	正常～減少	正常～減少
ダイエット	有	無
運動量	正常～低下	低下
食習慣	欠食有	欠食無
冷え	関係有（+）	関係有（+++）
ストレス	有（+）～（+++）	有～無
基礎疾患	無	有
下剤服用	無～有	有
開腹手術既往	無～有	有
下剤依存度	軽～高	中～高
下剤依存症	有	無～有

一般的に、若年者の便秘は、無理なダイエットや欠食（朝食を抜くなど、食事を十分にとらないこと）などが原因のケースが多く見られます。現代人の20～30％の人が朝食をとらない、というデータもあり、とくに若い世代にこの傾向が顕著です。

一方、高齢者の便秘では、加齢によって腸管機能や腸のぜん動運動といった、腸の働き自体が落ちていることが原因になっているケースが多くなります。

原因が違えば、当然、対処法も変わってきます。これは腸内環境を整えるための「腸活」に関しても同じことがいえます。若い世代向けの腸活と、高齢者向けの腸活は、明らかに異なる部分があるのです。また、前述したように、若い頃の〝腸にいい〟常識は、70歳以降は非常識になることも珍しくありません。

そこで以下では、一般にいわれている「腸活の常識」をとり上げ、腸の専門医から見て、それがはたして本当に高齢者の腸によいことなのかを、検証していきたいと思います。

6 「ヨーグルトは腸にいい」

70歳からは×に近い△

巷には腸の機能改善をうたう商品や書籍があふれていますが、腸によいからといって、なんでも安易にとり入れるのはリスクをともないます。

とくに、若い人にとってはいいことでも、高齢者にはNGということもあるからです。

したがって、若い頃におこなっていた腸によいことを高齢になってからも続けることは、かえって腸にダメージを与えることになりかねません。だからこそ、「腸活の常識」の見直しが必要といえるのです。

たとえば、「腸活」によい食品と聞いて、真っ先に思い浮かぶのはヨーグルトでしょう。日本人の間には、腸の不調というとヨーグルトがよく効くという認識が広まっています。

スーパーマーケットやコンビニエンスストアに行くと、ヨーグルトのコーナーがどこでも大きく設けられています（ある外資系食品メーカーの人に聞いた話では、このような現象は、おもに日本とイギリスで認められるのだそうです）。

私のクリニックに来院する高齢者の慢性便秘症の患者さんの話を聞くと、ヨーグルトが腸の健康にいいからと、無理して毎日、多量のヨーグルトをとっている人が少なくありません。ヨーグルトを大量に食べれば便秘症状が改善するのではないかと考え、毎日せっせと食べ続けているのです。

はたして、ヨーグルトは本当に腸の不調に万能なのでしょうか？

ヨーグルトなどに含まれる乳酸菌（動物性乳酸菌）には整腸作用があり、腸内の善玉菌を増やす働きがよく知られています。

ですから、ヨーグルトが腸の健康に効果がない、というつもりはありません。「万能」というわけではないものの、ある程度、腸内環境を整える効果は認められています。

軽い便秘の場合は、若い人であればヨーグルトや乳酸菌飲料で改善することも十分に期待できます。

ただし、その人の腸の状態によっては、ヨーグルトの摂取があまり功を奏さないことがあることを頭に入れておく必要があります。

結論からいうと、高齢者の腸の不調・便秘は、そもそも加齢によって腸の機能そのものが落ちてしまっているので、ヨーグルトの乳酸菌だけでは改善する可能性は低いのです。それどころか、ヨーグルトで腸を冷やすことによるダメージのほうが問題です。

第3章でくわしく解説しますが、とくに高齢者の腸にとって「冷え」は禁物であり、その点でヨーグルトのとりすぎには注意が必要なのです。

7 ヨーグルトの動物性乳酸菌は腸まで届きづらい!?

そもそも乳酸菌とは、発酵食品から生まれる菌のこと。乳酸菌という言葉から「牛乳が原料」と思われがちですが「乳酸」を生み出す菌という意味で、数多くの種類があります。

有名なのはヨーグルトやチーズに含まれるものですが、味噌やしょう油、漬け物やキムチなどにも含まれています。前者は動物性乳酸菌、後者は植物性乳酸菌と呼ばれます。一口に乳酸菌といっても、この両者で性格が大きく異なります。

（図表1-5）植物性乳酸菌は腸まで届く力が強い

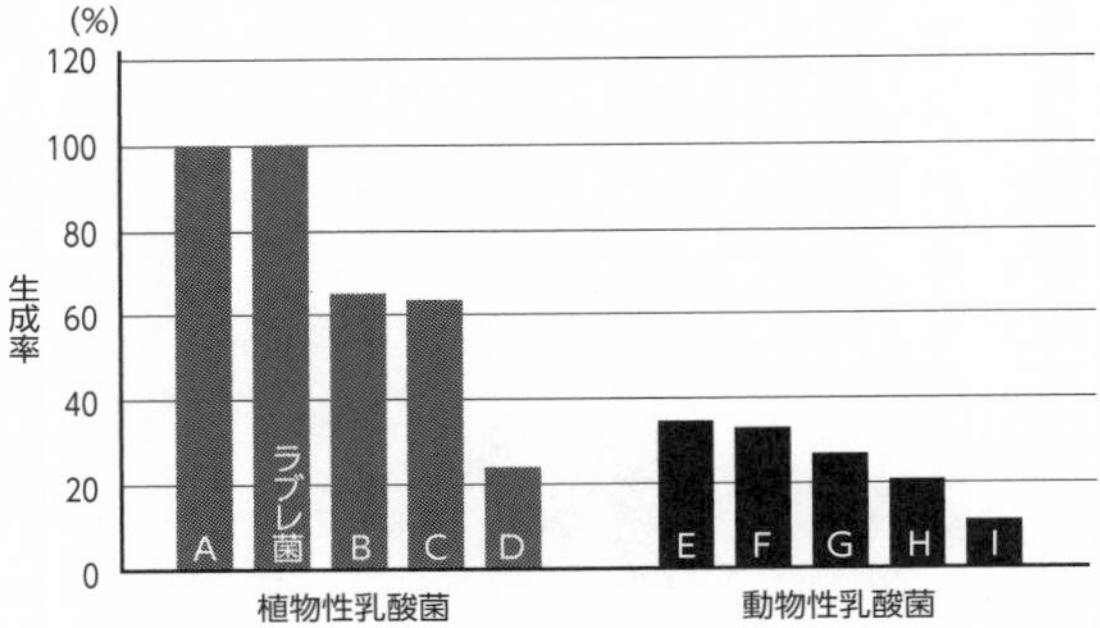

※乳酸菌を人工胃液に3時間、人工腸液に7時間入れた場合の生存率（ラブレ菌の生存率を100とした場合）を比較、A～Iはカゴメ㈱保有菌株。

カゴメ㈱調べ

腸に到達した乳酸菌（善玉菌）は、乳酸を放出し、腸内環境を弱酸性にすることで、善玉菌を増やしてくれます。こうして腸が健康に保たれ、腸内の免疫機能の働きも活発になり、さまざまな病気を未然に防いでくれます。

さらにがんなどの病気の原因となる悪玉菌を抑制したり、腸内のビタミンやタンパク質を合成したりする効果もあります。

しかし、動物性乳酸菌の場合、肝心の腸まで届かないものが多いのです。その多くが、強い酸性の胃液や腸液によって死滅してしまうため、腸の奥まで届きにくいという弱点があります。これが、腸活にヨーグルトをおすすめできない二番目の理由です。

一方、植物性乳酸菌は、胃腸内の過酷な環境でも死滅しにくく、温度変化にも強いため、生きたまま大腸まで到達してくれます（図表1－5）。

8 「動物性乳酸菌はとっても無駄」なわけではない

とはいえ「動物性乳酸菌はとっても意味がない」ということではありません。乳酸菌の死骸（死菌の菌体成分）も、腸で善玉菌のエサとして働くことが知られています。要は、腸を冷やさないように上手にとることが大切、ということです。

乳酸菌をとる場合は、ヨーグルトだけに頼らず、意識的に、漬け物や味噌、しょう油といった植物性乳酸菌を含む日本の伝統食品を、もっと食卓にとり入れたいもの。そもそも、ヨーグルトが一般家庭に普及し、日本人が日常的にとるようになったのは1970年代以降。それ以前は植物性乳酸菌が含まれる漬け物などの発酵食品を日常的にとることで、日本人は腸を守っていたのです。

9　ヨーグルトは想像以上に高カロリー

じつはヨーグルトは想像以上に脂肪分が多く、高カロリーなので、これが腸に負担をかける可能性があります。高齢者の腸活にヨーグルトが「◯」とはいいがたい三番目の理由がこれです。カルシウムやタンパク質も一緒にとれるので、毎日とっても問題はありませんが、食べすぎには注意が必要です。

高齢者の場合は、乳脂肪の摂取過多などで、血中の総コレステロール値やＬＤＬ（悪玉）コレステロール値が上昇して、脂質代謝異常症や高コレステロール血症を引き起こす心配もあります。

高コレステロール血症の薬を服用しながら、ヨーグルトを大量にとっている人が時々いますが、これでは高コレステロール血症の治療の意味がなくなってしまいます。

ヨーグルトをとるのであれば、１食につき、70〜１００g程度がよいでしょう。あるいは、最近は低脂肪のヨーグルトも市販されているので、そちらを利用するのも手です。

ヨーグルトの甘味に砂糖を加えるのも、カロリーのことを考えるとおすすめできません。甘味がほしい場合は、オリゴ糖（第4章で詳述）を使うか、あるいは、りんごやパイナップルなどのフルーツを一緒に食べるようにして、基本的に砂糖の使用は控えましょう。

10 腸内フローラとビフィズス菌の関係

人間の腸管内、おもに大腸内には、多種多様な細菌が存在しています。これらは「腸内細菌」と呼ばれ、その数は、約1000種類、約100兆個にも及びます。

ヒトの体を構成している細胞の総数は、およそ37兆2000億個とのことですので、私たちは、自分の体の細胞の数よりも圧倒的に多い腸内細菌をお腹のなかに飼っていることになります。

腸内では、このような個々の菌が集まって、複雑な微生物生態系を構築しています。簡単にいうと、さまざまな腸内細菌が、お互い影響し合って腸内に存在しているということです。

この腸内細菌の微生物生態系（細菌の集団）を腸内フローラ（または腸内細菌叢《そう》）と呼んでいます。

腸内フローラは、腸内環境を大きく左右し、人間の体にさまざまな影響を与えます。たとえば、病原菌の撃退など全身の免疫に大きく関係している腸の免疫機能の活性化です。ほかにも、ビタミンの産生など、人間の体にとってよい影響を与えます。

しかし一方、老廃物を生み出したり、発がん性物質の原因物質になったり、腸疾患などに関与していたりするともいわれています。つまり腸内細菌の善玉菌と悪玉菌をベストバランスに保つことが、長寿をアシストすることになるのです。

日本人は、以前から善玉菌のビフィズス菌が大腸内に多いといわれてきました。東京大学医科学研究所が、日本を含め、欧米、中国など12カ国の人の腸内フローラの比較研究をおこなったところ、日本人の大腸内のビフィズス菌量が一番多かったと報告しています（図表1－6）。

この原因は明らかではありませんが、後述する世界にもまれな麹菌摂取の伝統が関与し

（図表1-6）腸内にビフィズス菌（善玉菌）が占める割合の世界比較

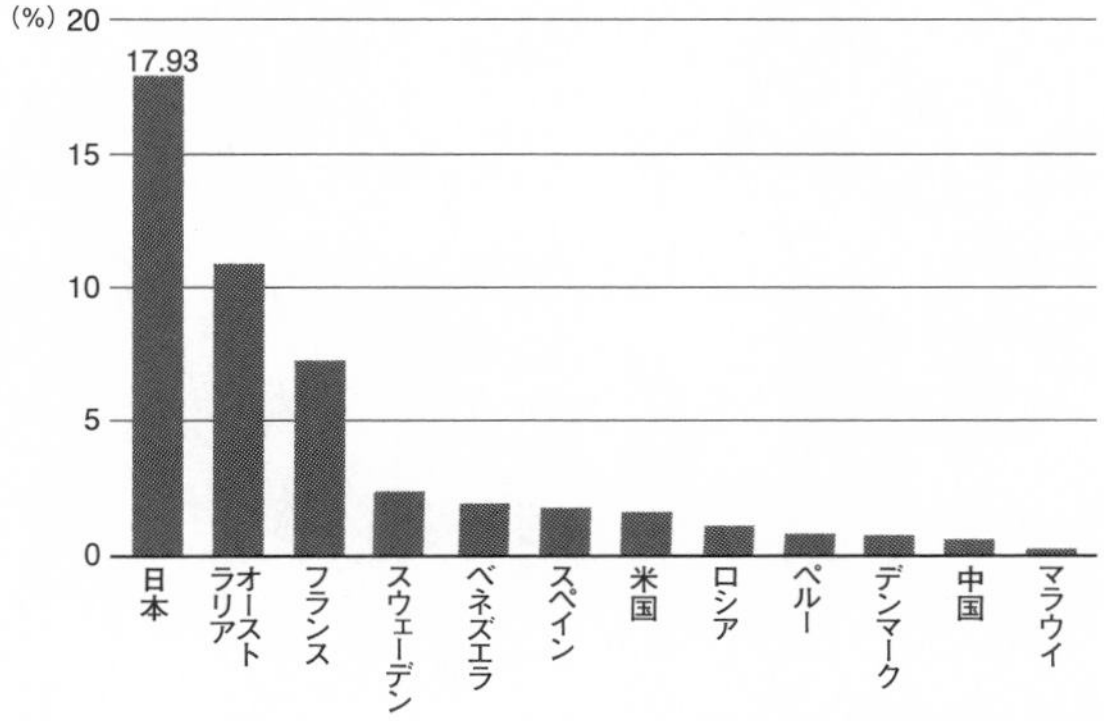

東京大学医科学研究所

ているのかもしれません。

11 70歳からは×
「乳酸菌・ビフィズス菌飲料だけで腸内環境は保てる」

腸内フローラの構成は、食習慣や年齢などによって、一人ひとり異なりますが、腸内のビフィズス菌の数は、生まれた直後が最も多く、加齢により減少していくことがわかっています（図表1－7）。

つまり、年齢とともに否応なく善玉菌のビフィズス菌が減少し、そのことで、さらに腸に負担がかかって腸内環境が悪化し、体全体の免

（図表1-7）腸内細菌（ビフィズス菌）も老化していく

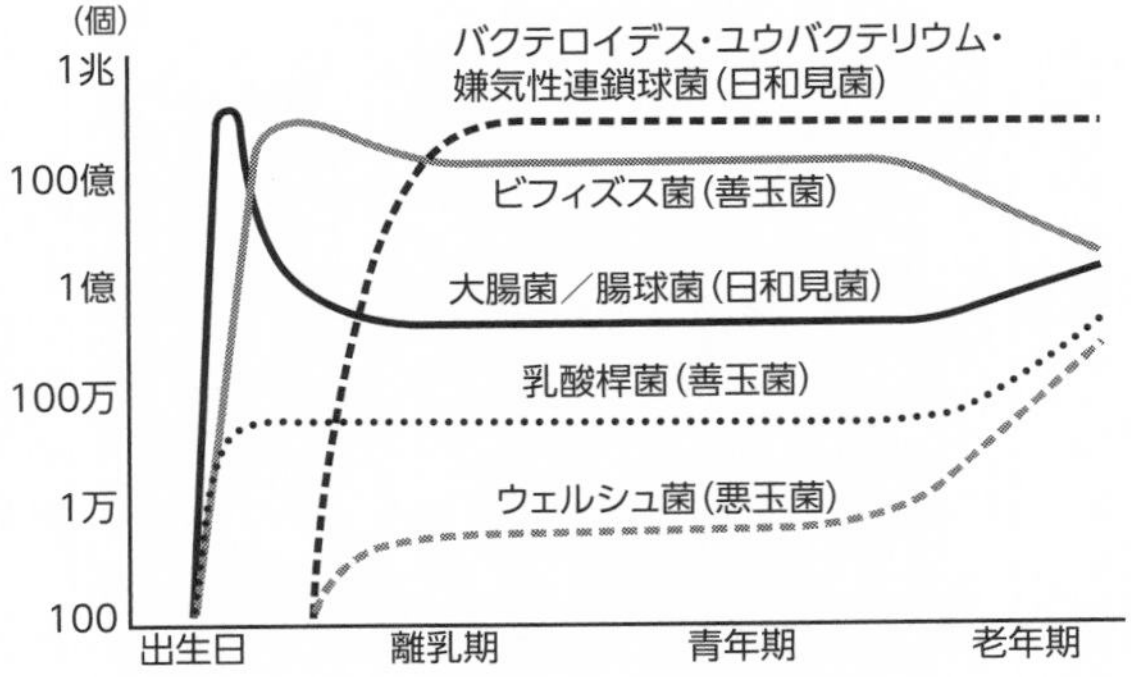

光岡知足（1972年）

疫機能が低下する事態も予測されるのです。このビフィズス菌の減少をどうやって食い止めるかが、高齢者の腸活の重要なポイントなのです。

そこで、注目を集めているのが、腸内の善玉菌を増やすといわれている乳酸菌飲料やビフィズス菌飲料です。

最近も、いろんな健康効果をうたった新商品が売り出され、一大ブームとなっていますが、流行している乳酸菌飲料に含まれている乳酸菌は、ほとんどが動物性乳酸菌で、前述のごとく胃液や腸液で死滅しやすいのです。

その点、植物性乳酸菌は胃液や腸液など過酷な環境に強いことがわかっていて、植物性乳酸菌を含む飲料（ラブレ菌など）も発売されています。

でも、やっかいなことに、植物性であれ動物性であれ、外からとった乳酸菌・ビフィズス菌は、かりに大腸内に届いても定着しにくく、多くは体外へ排出されることもわかっています。つまり、腸に届いたらそれでＯＫというわけではなく、届いてからが、また問題なのです。このような意味で、「乳酸菌飲料・ビフィズス菌飲料で腸内環境は保てる」とは、いちがいにいえないのです。

そこで、大腸まで届く植物性乳酸菌を含む飲料などをとる一方で、体内でビフィズス菌を増加させるもの（ビフィズス因子）をとることが大切になってきます。

ビフィズス因子の代表的なものが、オリゴ糖、麦芽糖、麹菌の酵素（プロテアーゼ）などです。くわしくは後述しますが、これらをふだんの食生活に積極的にとり入れましょう。

12
70歳からは△
「食物繊維の多い野菜をたくさんとる」

食物繊維とは、野菜や穀物に多く含まれている「消化吸収されない食物成分」のこと。食物繊維は吸収されにくいため大腸まで達し、便の材料になります。

そこで、便秘を改善させようとして、食物繊維が多い野菜サラダをたくさんとる人がいますが、残念ながら、それで排便状況が改善するとは限りません。

逆に、症状をこじらせるケースもあるのです。順を追って説明しましょう。

近年、食物繊維は、脂質、タンパク質、糖質、ビタミン、ミネラルの五大栄養素に加えて、第六の栄養素として位置づけられるようになってきています。

確かに、食物繊維は、便の量を増やしたり、便の水分を増加させたりする作用があることは間違いありません。水分を含んでふっくらした便をつくってくれるからこそ、スッキリ快便できるのです。

(図表1-8) 2つの食物繊維の生理作用の違い

生理作用	水溶性	不溶性
咀嚼時間	短くなる	長くなる
胃内滞留時間	長くなる	やや長くなる
胃内 pH の変化	低下する	変化なし
胆汁酸・コレステロールの排泄	多くなる	変化なし
発酵性※	広範囲で高い	限定的で低い
便の形状・重量	便が軟らかくなる	増加させる
食後血糖値	上昇抑制	変化なし

※発酵性：酪酸の産生のしやすさ。水溶性食物繊維のほうが酪酸を産生しやすい。

ただし、食物繊維は、摂取のしかたを間違えてしまうと、かえって腸の不調を招くケースがあるので注意が必要です。

重要なポイントは、食物繊維には、水に溶けない不溶性食物繊維と、水に溶けやすい水溶性食物繊維の2種類があるということです(図表1－8)。

食物繊維を多く含むメニューとして第一にあげられるサラダですが、葉物野菜がメインのサラダに含まれるのは、多くが不溶性食物繊維です。こればかり食べすぎると、その名のとおり水に溶けないので、便が硬くなる傾向があるのです。

逆に、水溶性食物繊維を多く含む昆布やヒ

ジキなどの海藻類を食べすぎると、未消化のまま大腸内にとどまり、腹部膨満感や便秘を悪化させることにつながります。とくに高齢者は消化管機能が低下しているので要注意です。

このように食物繊維が多いからといって、決まったものばかり偏ってとりすぎると、かえって腸の不調を悪化させる原因になります。

大事なのは、不溶性食物繊維と水溶性食物繊維のどちらかに偏らず、それぞれをバランスよくとること。その理想のバランスは、2対1です。くわしくは第3章で解説します。

13 70歳からは△「腸の健康には白米より玄米がいい」

高齢者の慢性便秘症の人のなかには、白米より食物繊維や各種栄養成分が多いからといって、玄米を主食にしている人がけっこういます。一般向けの健康書にも、「玄米は食物繊維が多く、便秘や腸内環境改善に効果的」などと書かれているものを見かけます。

これは必ずしも正しくありません。玄米を食べることで、かえって腹部膨満感などの症状や便秘がひどくなってしまう人が、高齢者の場合、少なくないのです。

理由の第一は、玄米は消化が悪いためです。よく噛まずに白米と同じようにとると消化に時間がかかり、悪くすると未消化のまま胃から大腸に流れて停滞してしまいます。

とくに、高齢者は噛む力が弱くなっているので、玄米が未消化になって腸にとどまりやすくなります。

私のクリニックでも、大腸内視鏡検査で、玄米が上行結腸にそのまま残っている患者さんを何例も診てきました。これではなんのために玄米をとっているのかわかりません。腸にはかえってマイナスです。

ちなみに、冬に鍋などでよく食べる春菊も要注意です。太い茎の部分などは消化が悪いため、よく噛まないで食べてしまったのでしょう、未消化で大腸内にとどまっている例を見ます。開腹手術を受けている人だと、腸管の癒着をともなって排便障害を起こすケースもあります。

海藻類やきのこ類もよく噛まないと、同様に未消化で腸内に残っていることがあるので、腸の不調を抱えている人は、とくに気をつけたいところです。

玄米のとり方に注意が必要な第二の理由は、玄米には不溶性食物繊維がたくさん含まれている点です。

玄米を多くとると、不溶性食物繊維を多くとることになり（水溶性食物繊維が不足がちになり）、慢性便秘症の場合、症状を悪化させてしまうことがあるのです。玄米の不溶性食物繊維と水溶性食物繊維の比率は6対1で、理想の比率である2対1と比べると、不溶性食物繊維に大きく偏っています。

白米をとる場合、白米1合に対して粉寒天1gを入れて炊くと、腸に負担をかけることなく、食物繊維摂取量をアップさせることができるのでおすすめです。味も変わらずおいしく食べられます。

14 70歳からは△「発酵食品を多くとる」

植物由来の発酵食品でおなじみなのが野菜の漬け物です。植物由来の発酵食品に含まれる乳酸菌が、植物性乳酸菌です。

植物性乳酸菌を含有する日本の伝統的な発酵食品には、漬け物のほかに、味噌や納豆などの大豆発酵食品、甘酒、清酒などの穀類発酵食品があります。そのほか、ワインなどの果実および果汁発酵食品などもあります。

日本人の食文化が始まったときには、すでに発酵食品が存在し、その立役者は植物性乳酸菌でした。保存性が高いこと、また、おいしいという要素が発酵食品の食文化を支えてきたことは確かです。

日本は、世界一発酵食品の種類が多い国で、約１５００種類もあり、地域ごとにさまざまな食品があります。

1960年代の日本に、大腸がん、炎症性腸疾患（潰瘍性大腸炎、クローン病）や糖尿病の罹患《りかん》数が少なかったのは、味噌、漬け物、しょう油などの植物性乳酸菌が、日本人の腸を守って、病気を予防していたとも考えられます。

先に書いたように、植物性乳酸菌は腸まで生きたまま届くなど、腸によい特性を持っているのですが、個々の食品については気をつけたい点もあります。

たとえば、味噌や漬け物は塩分含有量が多く、とりすぎると塩分の摂取過多になるので、高齢で高血圧の人は、とくに適量を心がけましょう。

また、キムチは、植物性乳酸菌による乳酸発酵の賜物《たまもの》といってよいほど植物性乳酸菌の宝庫なのですが、唐辛子が多く含有されているので、毎日大量にとっていると、胃の障害（胃炎様症状）が出現することがあります。腸に負担がかかることもあります。

ちなみに、植物性乳酸菌に関しての研究が多方面で進む一方で、個々の発酵食品についての健康に関する研究は、ほとんど進展していないのが実情です。代表的な発酵食品の一つである納豆でさえ、厳密なデータはまだないのです。

今後の研究が待たれるところです。

15
70歳からは×
「肉などのタンパク質を多くとる」

ひと昔前までは、歳をとったら一汁一菜の粗食がよいとされたものですが、最近では、高齢者こそ肉をたくさん食べて、タンパク質を積極的に補い、加齢からくる筋力の衰えを防ぎましょう、といわれるようになりました。

しかし、肉、なかでも赤身肉（見た目が赤くて脂肪が少ない部位の肉）の摂取については十分に気をつける必要があります。大腸がんのリスクを高めるという研究報告があるからです（図表１－９）。

国立がん研究センターも、約10年間で約８万人を対象にした追跡調査の結果を２０１１年に公表し、肉を多く食べる日本人は大腸がんになるリスクが高いことが明らかになりました。肉のなかでも、とくに赤身肉に警鐘を鳴らしています。

また、スペインでも、大腸がんの患者２８６人と健康な人２９５人を対象に食生活を調

（図表1-9）食物、栄養、身体活動と大腸がんとの関連（国際評価）

確実性	予防因子	危険因子
確実	身体活動、食物繊維を含む食物	赤身肉　加工肉、アルコール飲料（男性） 肥満、内臓脂肪型肥満、高身長
ほぼ確実	にんにく、牛乳、カルシウム	アルコール飲料（女性）
限定的	非でんぷん野菜、果物	鉄を含む食物
示唆的	ビタミンDを含む食品	チーズ、動物性脂肪を含む食物 砂糖を含む食物
結論が出ていない	魚、グリセミック指数、ビタミンE、葉酸、ビタミンC、セレニウム、低脂肪、食事パターン	

世界がん研究基金（WCRF）

べた結果、大腸がん患者のグループでは赤身肉の摂取量が明らかに多いことがわかったのです。

赤身肉が危険な理由として、次の点があげられています。

①コレステロールや飽和脂肪酸を多くとることになり、がんのリスクにつながる。

②肉を焼いたときの「こげ」にも、発がん物質が多く含まれる。しっかり火を通した肉（ウェルダン）を好む人のほうが大腸がんになりやすいという報告もある。糖尿病のリスクも高まる。

③赤身肉はほかの部位に比べて鉄分を多く含み、脂質と一緒にとると、鉄と脂質が反応

（図表1-10）肉食は1日おきにし、1日平均80g未満に

曜日による一例

月	火	水	木	金	土	日
肉	魚	肉	魚	肉	魚	肉

してがんや老化の引き金になる活性酸素をつくりだす（フェントン反応）。

こうした理由から、アメリカ対がん協会では、１日の赤身肉摂取量を80ｇ以内にすべきとしています。

とはいえ、筋肉量の低下を防ぎ、健康を維持するうえで、適量のタンパク質をとることは重要です。ですので、私は、夕食で肉と魚を１日おきにとっていて、１週間に3～4回程度、１日80ｇ以内の肉を食べるようにしています（図表１－10）。大切なのは、肉食に偏らないこと、魚や豆類も意識してとるようにすることです。

なお、活性酸素を発生させる鉄分は、赤身肉のほかにも、レバーやカツオ、アサリ、ハマグリなどにも多く含まれています。適量の鉄分は必要ですが、一般に、肉や魚で赤みが強いほど鉄分が多いので、とりすぎに注意しましょう。

16

70歳からは×
「肥満予防で1日2食にする」

私のクリニックの便秘外来を訪れる患者さんの生活習慣を調査したところ、1日の食事回数が2回以下の人が40％を上回り、なかでも朝食抜きの人が大変多いという結果に驚かされました。

必要な栄養は昼食や夕食で補えばいいし、朝食を抜いたほうがダイエットにもいい、と考える人も少なくないようですが、これはまったくおすすめできません。

腸の健康を維持するには、朝昼晩の3食をきちんととることが基本です。とくに朝食抜きは腸の大敵です。

腸には固有のリズムがあります（図表1－11）。

腸は消化・吸収・排泄のために「ぜん動運動」という収縮運動をおこなっており、眠っているときも動いています。これがあるからこそ眠る前に食事をとっても朝にはある程度、

（図表1-11）腸のぜん動と自律神経の関係

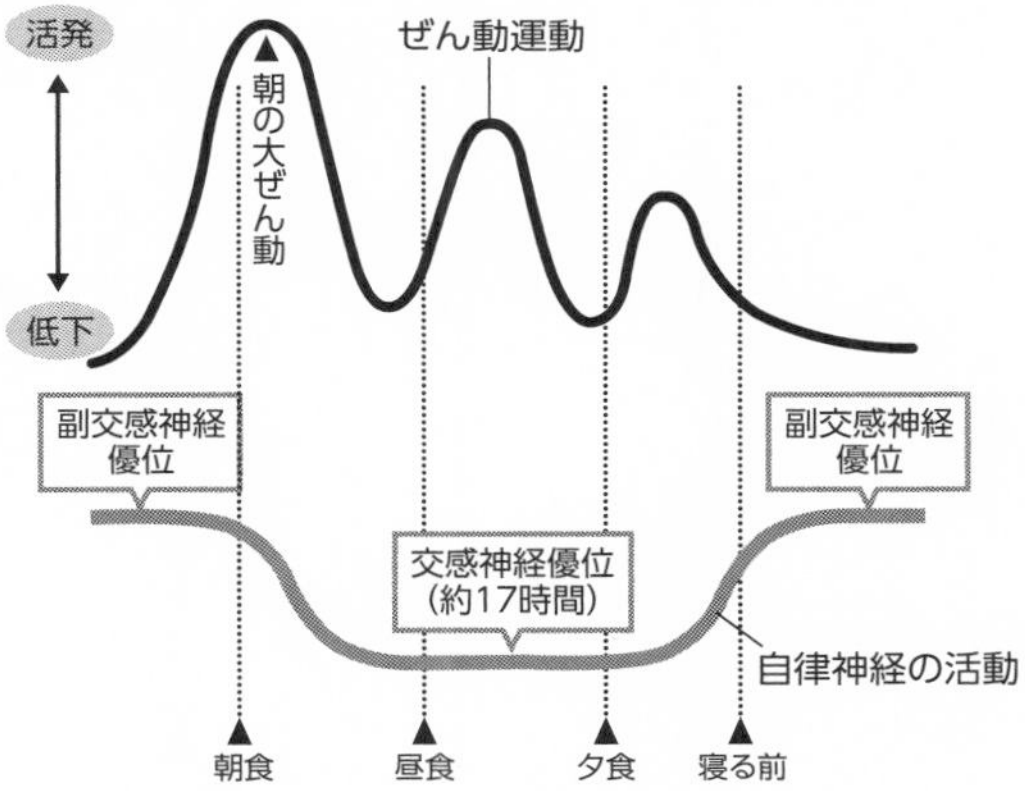

消化されているわけで、栄養物の消化・吸収ということからも体にとって非常に重要な働きをしています。

朝の起きがけは、この腸のぜん動運動が最も活発で、排便を促す「大ぜん動」が起こります。さらに日中にも1～2回、大ぜん動が起こりますが、これらは朝よりも小さい動きです。

重要なのは、大ぜん動は、胃に食べ物が入るとこれに連動して起こるということ。つまり、朝食をとらないと、大ぜん動運動のタイミングを逃し、結果、便秘などの腸の不調を引き起こしてしまうのです。このように、朝食をしっかりとることは自然な排便にはとても大切です。

朝食抜きの2回食を続けていると、やがてこのぜん動運動が鈍くなり、止まりそうな状態になってきます。

私はこのような腸の状態を「腸の運動が停滞している」という意味で、「停滞腸」と名づけました。停滞腸の人は排便の有無にかかわらず、「お腹のガスが多く、お腹が膨満してしまう」「残便感がある」という症状を強く訴えます。

また、朝食抜きは、食事を1回減らす分、腸の働きを助ける食物繊維の摂取量も減少し、さらに、便の量《かさ》そのものも減ってしまうので、便秘の原因につながります。

日本人の1日平均の食物繊維摂取量は約14gといわれており、1食抜くと、食物繊維摂取量が10g前後まで低下することがわかっています。

その意味でも、朝食はたっぷり食べ、昼は少し多め、夜は軽めが理想です。

昼間の活動にそなえてエネルギーを補給しなければいけませんから、朝はしっかりと食べること。お昼もバランスのよい、魚中心で野菜の豊富な定食などがいいでしょう。そして夕食は、朝、お腹が空いて目覚めるくらいのボリュームが、ちょうどいいのです。

17 70歳からは×「お米や麺類などの炭水化物を控える」

糖質が含まれる食べ物（ごはんやパン、麺類などの主食やいも類、果物など）の摂取を控える糖質制限ダイエットが根強い人気です。「肉類などのタンパク質や脂質、アルコールは制限なく食べても大丈夫」という魅力もあって、現在も多くの人に支持されているようです。

「人の体は糖質の摂取を減らすとエネルギー不足になり、脂肪を分解して補おうとするため、体脂肪が減って体重が落ちる」というのが糖質制限ダイエットの考え方です。

また、糖質は血糖値を上昇させるため、糖質制限ダイエットは糖尿病対策にいいともいわれています。

では、糖質が多く含まれる食べ物は不要かというと、そう単純な話ではありません。糖質制限は腸のトラブルを引き起こしかねないという心配があって、私は大いに疑問です。

(図表1-12) 炭水化物の内訳

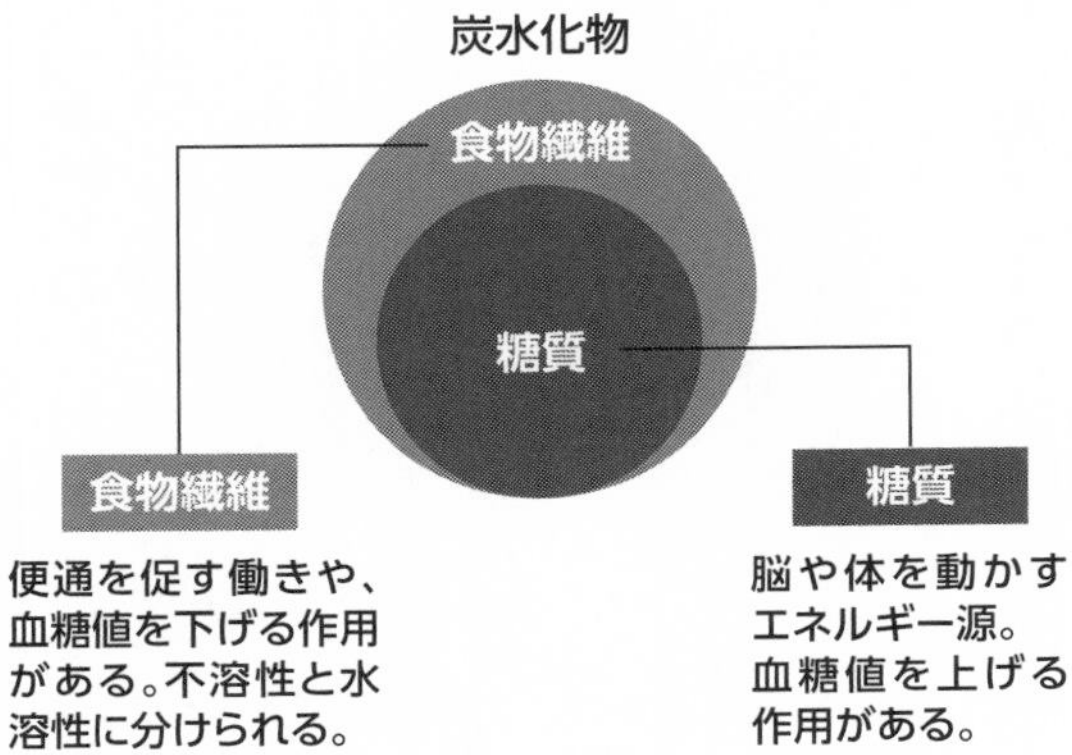
炭水化物
食物繊維
糖質
食物繊維
便通を促す働きや、血糖値を下げる作用がある。不溶性と水溶性に分けられる。
糖質
脳や体を動かすエネルギー源。血糖値を上げる作用がある。

実は、このダイエット法が流行りはじめてから、便秘外来にやってくる患者さんが非常に増えているのです。

その理由を述べる前に、まず糖質とはどんなものなのかを明確にしておきたいと思います。

日本糖尿病学会による『糖尿病食事療法のための食品交換表 第7版』(日本糖尿病学会/文光堂/2013年)によると、炭水化物、糖質、食物繊維の関係は、図表1-12のようになります。

三大栄養素の一つである炭水化物は、消化・吸収される糖質と消化されない食物繊維を合わせた総称ということです。

では、糖質とは何かというと、糖類(単糖類・

ブドウ糖や果糖など。二糖類：砂糖や麦芽糖など）や人工甘味料（糖アルコール、合成甘味料）、三糖類以上の糖類（オリゴ糖やでんぷんなど）を含む総称が糖質です。

糖質は、人間にとって主要なエネルギー源であり、現代の日本では全摂取エネルギーの約60％を占めています。糖尿病の原因である血糖値上昇に関わるのは、まさにこの糖質です。

一方、食物繊維は、逆に、血糖値上昇を抑える働きがあります。さらに、食物繊維は便通を助けてくれるうえ、コレステロール値を低下させる作用もあることがわかっています。

すでにおわかりのように、糖質制限ダイエットをおこなうと、実質的には炭水化物オフの食生活になるということ。

つまり、三大栄養素の一つである炭水化物をとらないので、糖質だけでなく食物繊維も一緒にオフになってしまう危険があるのです。結果的に便秘になったり、腸の働きが悪くなり停滞腸になってしまいかねません。とくに腸の機能そのものが衰えている高齢者にはこのことがいえます。

また、糖質を含む炭水化物は、脳や体を動かすエネルギー源ですから、糖質が足りないと、集中力がなくなったり、筋肉量が落ちたり疲れやすくなったりします。

さらに、糖質制限の食事では、タンパク質や脂質の摂取は比較的自由に認めているので、運動をせずにこうした食事を続けると、「体重は減っても血圧やコレステロール値が上昇する」と危惧する専門家もいます。運動不足がちな高齢者は要注意です。

タンパク質、脂肪、炭水化物の三大栄養素は、どれもエネルギー源として大切です。三つのうち何をどのくらい食べるかは、「ＰＦＣ比率（エネルギーの栄養素別摂取構成比）」で示されます。

これは黄金比率ともいわれ、全エネルギーを１００としたときに、タンパク質は13〜20％、脂質は20〜30％、炭水化物は50〜65％とされています。おおよそ「タンパク質２：脂質２：炭水化物６」というイメージです。

ダイエットをするなら、このバランスのなかで全体の総エネルギー摂取量を減らすこと。炭水化物をきちんととりながら上手にカロリー制限をしていくことが大切です。

18 70歳からは△「便秘薬は安全な漢方薬で」

自分なりに努力しても便秘を解消できないと、次の手段となりがちなのが、市販の便秘薬や下剤。なかでも漢方は安全と思って、慢性便秘症に長期にわたって漢方製剤を服用している人がいます。しかし、これは要注意です。

日本では、便秘薬・下剤というと、医薬品、市販薬を含めて70％以上が、センナ、大黄《だいおう》、アロエなどの生薬《しょうやく》を含有するアントラキノン系下剤です。

このアントラキノン系便秘薬・下剤を一時的に服用するのであればよいのですが、長期にわたって連続服用すると問題が生じます。

大腸粘膜下に色素が沈着し、腸神経系に障害を及ぼす「大腸メラノーシス（大腸黒皮《こくひ》症《しょう》）」という病気が出現してくるのです。

実は、便秘によいとされる保険適用の漢方製剤は、防風通聖散《ぼうふうつうしょうさん》、麻子仁丸《ましにんがん》、大黄甘草《だいおうかんぞう》

（図表1-13）長期に連用してはいけない大黄を含む漢方製剤

処方名	大黄量（g）
防風通聖散（ぼうふうつうしょうさん）	0.257
大黄牡丹皮湯（だいおうぼたんぴとう）	0.393
潤腸湯（じゅんちょうとう）	0.417
桂枝加芍薬大黄湯（けいしかしゃくやくだいおうとう）	0.421
三黄瀉心湯（さんおうしゃしんとう）	0.477
麻子仁丸（ましにんがん）	0.529
大承気湯（だいじょうきとう）	0.531
通導散（つうどうさん）	0.614
桃核承気湯（とうがくじょうきとう）	0.625
調胃承気湯（ちょういじょうきとう）	0.714
大黄甘草湯（だいおうかんぞうとう）	1.0

（1日服用エキス相当量中）

湯《とう》など、全部で11種類ありますが、すべてにアントラキノン系の一種である大黄が含有されています（図表1－13）。連日にわたって服用していると、知らないうちに大腸メラノーシスが出現する危険性が上がるのです。

一般的にアントラキノン系便秘薬・下剤を連日1年以上服用していると起こってきます。

また、腸によいといわれるお茶やサプリメントにも気をつけなければなりません。ものによっては、アントラキノン系の成分を含んでいるものがあり、これを毎日摂取していると、下剤のときと同じように、大腸メラノーシスが出現してくるからです。

便通にいいとされるセンナ茶は食品扱いに

はなっていますが、アントラキノン系の成分を含み、以前、新聞紙上でもその過剰摂取が問題になりました。

ひとたび大腸メラノーシスになってしまうと、アントラキノン系の便秘薬・下剤を減量していくことが非常に困難になってしまいます。ですから、最初の治療方法が重要です。

私は、患者さんが軽度の便秘症であれば、アントラキノン系の成分を含まないマグネシウム製剤やリンゼス®（リナクロチド）などの便秘薬をすすめています。

いずれにしても、便秘の症状の奥にさまざまな腸の疾患が隠れていることもありますので、便秘薬・下剤の服用を考える際は、素人判断はせず、まずは腸の専門医の診断を受けるようにしましょう。

第2章
70代からの腸の状態が、寿命も健康寿命も左右する事実

19 70歳からの腸内フローラを改善する

人間の腸管内（おもに大腸）には約1000種、約100兆個にも及ぶ細菌が棲《す》んでいて、腸内フローラ（腸内細菌叢）と呼ばれる細菌の集団を形成しています。

腸内フローラは、次に説明する「脳腸相関《のうちょうそうかん》」と深く関わっていて、70歳からの心身の健康を左右する重要なポイントといえます。

腸管内には、神経細胞が多数存在し、それぞれがネットワークをつくって脳とも直結していることが明らかになってきました。

つまり、脳と腸はお互いに影響を及ぼし合っており、こうした両者の関係を脳腸相関と呼びます。

たとえば、便秘のときにお腹が張ってくると、少しイライラしたりウツウツとしたりします。でも、排便してお腹がスッキリすると、気分もスッキリします。

同様に、ストレスによって下痢などの消化器症状が起き、逆に便秘などの消化器症状によってうつ状態になるなど気分が影響を受けます。

これを応用すれば、腸の状態をよくして脳の不調を改善する、逆に、脳の状態をよくして腸の不調を改善する、といったアプローチが可能であることがおわかりいただけるでしょう。

その鍵を握っているのが腸内フローラなのです。

病気と腸内フローラの具体的な関係性については、次のようなことがわかっています。

①炎症性腸疾患（潰瘍性大腸炎、クローン病など）の場合、ビフィズス菌が少ない傾向にある。

②大腸がんの場合、腸内フローラの異常代謝が発がんに関与する場合がある。

③アレルギー患者には、有益菌といわれるラクトバチルス菌が少ない。

④有益菌数が総体的に減少すると、腸内感染症になりやすい。

見方を変えれば、腸内フローラの状態が正常になるようにすれば、こうした病気の予防が可能になるといえるのです。

20 腸内環境を決定づける三つの要素

最近、さまざまなメディアや広告で、「腸内環境」という言葉をよく目にします。なかには「腸内環境＝腸内フローラ」としているケースも多く見受けられますが、これは間違いです。

じつは、腸内環境の良し悪しは、次の三つの要素で決まります。

①食事
②腸管ぜん動運動（「大ぜん動」などの腸管機能）
③腸内フローラ

このように、腸内フローラは、腸内環境の良し悪しを左右する大きな要素であることに変わりはありませんが、腸内環境を構成する要素の一つにすぎません。

したがって、腸内環境を整えるには、腸内フローラの改善だけでは不十分で、他の二つの要素、つまり、①の食事（腸にとってよいものをとること）と、②の腸管のぜん動運動（一番強い「大ぜん動」）を起こして排便につなげることも大きなポイントなのです。

第1章でも触れたように、②の大ぜん動を促進するには、朝食抜きは禁物です。まずは朝起きて食事をすること、これが排便につなげるうえでは大切です。

朝食をとらずに外出し、昼食を1食目にするのは、体内時計の関与で朝に起きやすくなっている大ぜん動の発生の機会をのがしてしまうことにつながるので控えましょう。

①の食事ですが、腸内環境をよくする食べ物にはどのようなものがあるかについては、第4章でくわしく解説することにしましょう。

21 長寿地域の伝統食でわかる腸内環境改善のヒント

江戸時代が終わってから、日本人の食卓には大きな変革期が三度ありました。

一度目は明治期の肉食の解禁です。ただし、当時はまだ人々の食事は麦めしと菜食が中心で、肉や乳製品が一般の食卓に本格的に入り込んだのは、1964年の東京オリンピック前後の高度経済成長期です。これが二度目の大変革でした。

三度目の大変革は、ファストフード、コンビニ、中食《なかしょく》の台頭にともない、食卓から漬け物や味噌汁が消えていった2000年以降です。

このような大きな食文化の変遷があった一方で、その影響を受けず、独自の食スタイルを守り続けた地域が各地に存在しました。

しかも、こうした地域には長寿な人が多かったというのは、とても興味深い事実といえます。

長寿地域の食事には、次のような共通点があることがわかっています。

①味噌汁や漬物などの発酵食品をほぼ毎日とる
②麦めし、いも類、そばなど主食の食物繊維が多い
③野菜や魚をたくさんとる
④季節の果物を常食している

一般に長寿地域といわれるところでは、雑穀を主食とし、どの季節の食事に関しても味噌や漬け物などの発酵食品を多くとっていました。穀類以外に、発酵食品から麹菌や植物性乳酸菌を多くとる食生活です。

麦めしには、食物繊維が多く含有されていること、味噌汁には、麹菌、植物性乳酸菌、植物性タンパク質が多く含有されていることが最大の特徴です。

以下では、日本の代表的な長寿地域の「ご当地長寿食」を具体的に見ていくことにしましょう。

22 日本の長寿地域が証明した「健康長寿は腸しだい」

日本の有名な長寿地域といえば、まず有名なのが、山梨県上野原市の棡原《ゆずりはら》地区（旧・北都留《つる》郡棡原村）です。棡原は、山梨と東京の県境近くに位置し、山道をバスで1時間ほど揺られたところにある山間の小さな集落です。

ここが一躍有名になったのは、1968年に東北大学の近藤正二名誉教授らがこの地区を実地調査し、日本有数の長寿村と指摘したことにはじまります。

その後、1979年に、腸内細菌の有名な研究者である東京大学農学部名誉教授の光岡知足氏らの研究グループが棡原地区を訪れ、この地区の高齢者の腸内細菌を調査したところ、棡原地区の高齢者は腸内フローラのバランスがよいことが判明しました。

そして、腸が若々しく健康（腸内環境が良好）であることが、長寿の一つの要因になっている可能性を指摘しました。こうして腸内フローラと長寿の関係に注目が集まることになったのです。

23 長寿の秘密は「日本の伝統食」にあり

では、いったい何が、棡原地区に暮らす高齢者の腸を健康に、若々しくさせたのでしょうか。

1952年にバスが開通するまで、この地域は外部との交通手段に乏しく、交流がほとんどないため、ほぼ完全な自給自足の生活を送っていたそうです。

あわ、ひえ、きび、そばなど精製されていない雑穀と、たくさんのいもや季節の野菜、豆に小麦、ふすまの麺や味噌などをとり入れた、棡原地区の伝統料理の内容を見ると、当地の人々の「腸力」が高い理由がよくわかります。

たとえば、ほうとうです。ほうとうは、山梨県を中心に食べられている太く平たい手打ち麺を、大根やにんじんなどの根菜類やかぼちゃなどと一緒に煮込んだ麺料理です。食物繊維が豊富なだけでなく、味噌で味つけするので植物性乳酸菌なども摂取できて、腸内環境を整えるのにも効果的です。

同じくこの地域の人々がよく食べていた、こんにゃく（グルコマンナン）のさしみや甘酒の麹でつくる酒まんじゅう、しめじの油炒めなども、腸内環境をよくするのにうってつけの料理だったのです。

また、棡原地区の家々は、丘陵《きゅうりょう》の傾斜に沿って建っていて、隣の家に行くにも、畑を耕すにも坂を上がったり下ったり、かなりの運動量になります。

こうした生活を送っている棡原の長寿の人々は、皮膚のシミも少なく、背も曲がらず、とても元気でした。

腸力をアップする食生活に加えて、少しキツめの運動を習慣にすることが、人々を若く保ち、長寿の原動力となっていたのでしょう。

棡原地区の家庭の食卓には毎日どんな料理が並んだのか興味深いところですが、『日本の食生活全集　聞き書　山梨の食事』（日本の食生活全集山梨編集委員会／農山漁村文化協会／１９９０年）に、昭和時代の食事内容についての記載がありましたので、一部を簡略化して紹介します。

春のメニュー

朝――お麦と煮込みうどん、里芋煮、たくあん

昼――朝食と同じ

夕――煮込みうどん、せいだのたまじ、野菜の煮物

＊せいだのたまじ＝小さい皮つきじゃがいも（せいだ）を煮っころがしにしたもの

夏のメニュー

朝――十六麦（または、粟《あわ》めし）、里芋煮、漬け物

＊粟めし＝粟に1割の米を入れて炊く

昼――十六麦、なすと十六麦の鉄火味噌、汁物、漬け物

夕――煮込みうどん、てんぷら、煮物、せいだのたまじ、漬け物

秋のメニュー

朝――でえこ麦、煮込みうどん、里芋煮

昼――でえこ麦、なすと十六麦の鉄火味噌、汁物、漬け物
夕――煮込みうどん、てんぷら、煮物、せいだのたまじ、漬け物
＊でえこ麦＝麦めしに、でえこ（大根）を入れたもの

冬のメニュー
朝――でえこ麦、煮込みうどん、里芋煮、削り節、ねぎ味噌、梅干し
昼――ふかしいも、でえこ麦、味噌汁、漬け物
夕――煮込みうどん、せいだのたまじ、漬け物

日本の食卓の原風景ともいえそうなメニューが並んでいることがわかります。いずれも食物繊維や植物性乳酸菌がリッチな、腸にいい食べ物ばかりです。

24 その他、日本の長寿地域の食事の特徴

・京都府 京丹後市《きょうたんごし》

１００歳以上の人の割合が、日本の全国平均の３倍もいるのが京都府の京丹後市です。

京都府立医科大学の内藤裕二先生らの研究によると、この地域では、伝統的に麦めしや魚をよく食べ、植物性乳酸菌が豊富な漬け物などの発酵食品を常食しているそうです。

▼ご当地長寿食

・さい味噌（おかず味噌）
・たくあん、ぬか漬け
・麦めし
・大根とじゃこの煮物
・いわしだんごの味噌汁

・沖縄県

沖縄は、１９８０年代には長寿ナンバーワン（平均寿命1位）の県でした。

琉球大学の益崎裕章先生らの研究によれば、戦後のアメリカ食文化（高脂質・高タンパク）のなかで育った世代が中高年になるにつれて順位は転落しましたが、長寿世代が子ども時代に食べていた食事は、まさに伝統の長寿食といえます。

▼ご当地長寿食

・ゴーヤチャンプルー
・豆腐よう（豆腐を使った発酵食品）
・パパイヤの味噌漬け
・昆布の炒め煮
・煮いも

・長野県

２０１５年の都道府県別平均寿命ランキングで、女性1位、男性2位に輝くなど、毎年のランキングで上位につけている長野県のご当地食も注目に値します。

伝統的な和食を重視しつつ、塩分過多を改善する運動を展開するなど、伝統食に現代の知識をミックスさせた成功例といえるでしょう。

注目メニューは、植物性乳酸菌が豊富な「すんき漬け（塩を使わずに赤かぶの葉を乳酸菌発酵させた漬け物）」や野沢菜漬け、大腸がんを抑制するアップルペクチンが多いりんご、ドライフルーツのなかでも食物繊維が豊富な干し柿などがあげられます。

▼ご当地長寿食

・そば
・野沢菜漬け
・すんき漬け
・小芋の味噌田楽

・りんご
・干し柿

25 大腸のエネルギー源「酪酸」は水溶性食物繊維が大好物

腸の専門家の間で今、最も注目されているのが「酪酸《らくさん》」です。

食物繊維は、大腸に棲む善玉菌によって、成分の一部が分解され、短鎖《たんさ》脂肪酸と呼ばれるものに変わります。酪酸は、この短鎖脂肪酸の一種です。

これが、大腸の働きを高める最大のエネルギー源（小腸では二番目）になっています。つまり、食物繊維をとらないと私たちの小腸や大腸はその力を十分に発揮できないのです。

ちなみに小腸のエネルギー源の一番目は、アミノ酸の一種であるグルタミンです。グルタミンは、免疫機構において重要な働きをするリンパ球のエネルギー源でもあります（142ページ参照）。

（図表2-1）酪酸のパワー

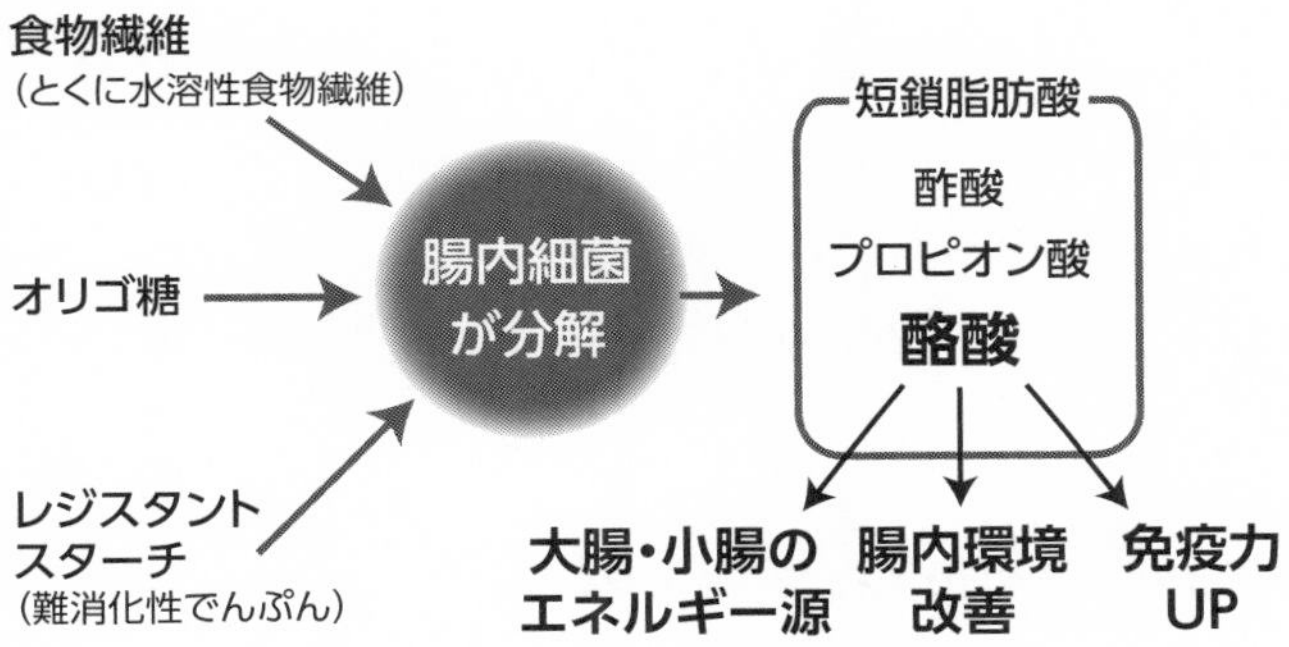

また、食物繊維を摂取し酪酸が多くつくられると、大腸の環境がよくなり、全身の免疫力アップにもつながります。

酪酸には、ほかにも次のような注目すべき働きがあります。

①腸内環境を改善して善玉菌を棲みやすくし、腸の働きをよくする
②潰瘍性大腸炎などの腸の病気を予防する
③アレルギー性疾患や自己免疫疾患を抑制する
④肥満細胞の増加を抑えて肥満を予防する
⑤血糖値をコントロールする

酪酸はバターやチーズに多く含まれています

が、これらを食べても腸内の酪酸が増えるわけではありません。ではどうすれば増やせるかというと、腸のなかで酪酸をつくりだすことです。

腸内には、酪酸をつくる「酪酸産生菌」などがいますが、これは食物繊維が大好物。食物繊維にとりついて分解し、酪酸をつくりだします。先にあげた京都府京丹後市の長寿者の腸内には、この酪酸産生菌が多かったことがわかっています。

ほかにはオリゴ糖やレジスタントスターチ（難消化性でんぷん）も好物の一つ。レジスタントスターチはでんぷんの一種ですが、食物繊維のように働いて大腸の深い部分まで達します。

酪酸は、腸を健康的に動かすために必須の成分です。炎症性腸疾患の人の腸内を見ると、酪酸産生菌が減少しているという報告もあります。この大注目の酪酸を腸のなかでつくりだすには、食物繊維を上手にとり入れる必要があるのです。

先に、食物繊維には大きく分けて水溶性食物繊維と不溶性食物繊維があることをお話ししましたが、酪酸産生菌の大好物は、前者の水溶性食物繊維のほうです。両者の違いをさらにくわしく見ていくことにしましょう。

26 善玉菌のエサになる水溶性食物繊維

水に溶けやすく、ねっとりゲル状になるのが水溶性食物繊維の特徴です。便がやわらかくなるので、腸内の移動がしやすくなり、排便をラクにしてくれます。

しかも、先にお話ししたように、水溶性食物繊維は腸内で酪酸産生菌のエサになって酪酸をつくります。

酪酸は腸内を弱酸性にして善玉菌が棲みやすい腸内環境をつくります。さらに小腸での血糖や脂質、コレステロールの吸収を抑えてくれるので、糖尿病や血管障害などの予防にも効果大です。

つまり硬便（便が硬いこと）を普通便や軟便にして腸内環境をよくするとともに、コレステロールの増加を抑えてくれるのです。

最近では、糖質や脂質の吸収を抑制し、腸の免疫力を高めるβ《ベータ》ーグルカン（１２６ページ参照）などの水溶性食物繊維や、フルクタン（善玉菌によって分解されて酪酸をつくり、

（図表2-2）2つの食物繊維の特徴

不溶性食物繊維	水溶性食物繊維
・粘度（粘り気）が低い ・消化管を通過する時間が短い ・水分を吸収する作用が強い ・水分を吸収すると数倍から数十倍にふくれあがる ・便をやわらかくする ・腸を刺激して、腸の運動をさかんにする ・食べ物のカスを早く、スムーズに体外へ排出する	・粘度（粘り気）が高い ・消化管を通過する時間が長い ・鉄分の吸収を遅らせる ・コレステロールの吸収を阻害する ・食塩などのナトリウムと結びつきやすい ・発酵作用を持つ

腸のエネルギー源になる）などの働きにも注目が集まっています。

水溶性食物繊維は、いわゆる「繊維質」ではなく、きのこ、海藻、大麦など、どちらかというと「ネバネバ」「ねっとり」したものに多く含まれます。

〈水溶性食物繊維を多く含む食品〉

・大麦
・もち麦
・海藻類
・なめこ
・モロヘイヤ
・オクラ

・長いも
・里いも
・アボカド
・キウイフルーツ

27 便の量を増やす不溶性食物繊維

不溶性食物繊維は便のもとになります。その名の通り、水に溶けずに水分を吸収する作用が強く、胃や腸のなかで数倍から数十倍に大きくふくらみ、腸を刺激して快適なお通じを助けてくれます。腸のなかで有害物質をとり込む働きもあります。

ただし、とりすぎるとお腹にガスがたまったり、便が硬くなったりして、逆に便秘になったりすることもあるので注意しましょう。その場合は水溶性食物繊維を多くとると改善します。

不溶性食物繊維は熟れた野菜、根菜類、精製されていない穀類などに豊富に含まれています。

〈不溶性食物繊維を多く含む食品〉

・葉野菜
・さつまいも
・じゃがいも
・きのこ類
・豆類
・玄米
・キウイフルーツ

28 「水溶性食物繊維が腸に効く」はこうして証明された

手前味噌な話ですが、「水溶性食物繊維が腸に効く」という事実は、２００１年に私がポリデキストロース（トウモロコシから人工的につくられた、難消化性の水溶性食物繊維）の効果について『日本食物繊維学会誌』で発表するまで、誰にも知られていませんでした。

私は慢性便秘症の患者23名（男性７名、女性16名）に、ポリデキストロース７ｇを含有する飲料水１００㎖を30日間摂取してもらい、摂取前後の排便状況、便の形状、腹部症状、下剤服用状況などを調べました（なお、本調査は医学研究における倫理的原則を示した「ヘルシンキ宣言」にのっとって施行しました）。

その結果、便秘、硬便、排便回数などに関してポリデキストロース摂取後に改善が見られました。また、下剤の一種である酸化マグネシウム製剤の服用量がポリデキストロース摂取前の２・５ｇ／日から、摂取後２ｇ／日へと有意に減少することがわかりました。

このように水溶性食物繊維であるポリデキストロースの摂取によって慢性便秘症の患者

さんの自覚症状や日常生活の質、下剤服用状況などが改善することがわかったのです。

これらの作用は、ポリデキストロースと酸化マグネシウムの相乗作用によって腸内環境が改善した結果によると考えられます。

ところで、日本人の1日の食物繊維の平均摂取量は約14gといわれています。

そこで私は、14g全体を不溶性食物繊維と仮定し、これに対して水溶性食物繊維（ポリデキストロース）7gを追加摂取すると排便状況が改善することから、不溶性食物繊維と水溶性食物繊維をおよそ2対1の割合で摂取することが最適だと導いたのです。

29「FGI値」で腸にいい食品選びが超簡単に

現役の頃と違って、リタイア後はとかく生活も不規則になりがちです。たとえば食事の時間も日によって違ったり、1食抜いてしまったりするなど、腸も日常的にストレスを受けることになります。

腸が受けるストレス（以下「腸ストレス」）のおもな原因として、まずあげられるのが、食物繊維の不足です。ほかにも、次のような腸ストレスの原因が考えられます。

①夜遅くの食事
②過食（食べすぎ）
③欠食・偏食
④冷え
⑤精神的ストレス
⑥不規則な生活　など

すでに書いたように、極端な糖質制限ダイエットをおこなうと、糖質を控えるために炭水化物の摂取量を減らすことになり、同時に、炭水化物に含まれる食物繊維の摂取量も減らしてしまうことになります。

糖質のとりすぎはいいことではありませんが、適量の糖質をとりつつ、食物繊維を豊富

（図表2-3）FGI値の小さい食品を選ぼう

FGI値

＝ 利用可能炭水化物（単糖当量・おおむね糖質） / 食物繊維総量

▷FGI値が小さいほど→糖質が少なく食物繊維が多い
→腸ストレスを引き起こしにくい&血糖値が上がりにくい

▷FGI値が大きいほど→糖質が多く食物繊維が少ない
→腸ストレスを引き起こしやすい&血糖値が上がりやすい

にとることが、腸にとってのストレスを減らす鉄則です。

そのために、ぜひ活用していただきたいのが、私が考案した「ファイバー・G・インデックス値」（以降FGI値）という指標です。

FGI値は、ほぼ糖質ととらえてよい「利用可能炭水化物（単糖当量）」を、食物繊維の量で割った値です。

この値が大きいほど、「糖質が多くて食物繊維が少ない」、すなわち腸ストレスを引き起こしやすい、便秘になりやすい食材となります。

一方、FGI値が小さいほど、「糖質が少なく食物繊維が多い」、腸にストレスをかけず、血糖値も上昇しにくい食材といえます。

後述する「地中海式和食」を、ＦＧＩ値が低い食材で実践できれば、その効果はより高まります。

参考までに、ＦＧＩ値を活用して血糖値を改善できた60歳の男性の例をご紹介しましょう。

この男性は、健康診断で空腹時血糖値が１３７mg／dℓ、ヘモグロビンＡ１ｃが６・４％と、どちらも高いことがわかりました。そのため、ＦＧＩ値をチェックしながら、食物繊維が豊富でバランスのとれた腸にやさしい食事を心がけてもらいました。

すると、２回目の受診時は、それぞれの数値が１１２mg／dℓと６・４％、３回目は１１０mg／dℓと６・１％、４回目は１１８／dℓと６・０％と、順調に下がってきました。

空腹を我慢したりせず、十分な食事を楽しんでいますが、ＦＧＩ値に着目することで、良好な結果が得られています。

おもな食品のＦＧＩ値を本章（第2章）末に載せてありますので、ふだんの食事の参考にしてみてください。

30 植物性乳酸菌(ラブレ菌)でストレスが緩和し、睡眠も深くなる⁉

現在、ストレスを緩和し、睡眠の質をよくすることをうたった乳酸菌飲料が各社から売り出され、人気を呼んでいます。あまりの人気ぶりに、なかなかお店で買えないといった声も聞こえてくるほどです。

ある種の乳酸菌などの有用菌が、腸の健康だけでなく、心理状態にもいい影響を与えることが、昨今の研究で明らかになりつつあります。

じつは私は、こういった研究が話題になる前から、植物性乳酸菌が精神的なストレスをやわらげ、気分をスッキリさせる働きが期待できることを発表していました。

それを証明した私の研究があります。

対象は20~60歳までの44名の患者さんで、下剤を服用していて、不安や抑うつ症状に悩んでいる方たちです(本試験もヘルシンキ宣言にのっとっておこないました)。

まず不安感情などをチェックする心理テストをおこない、その後、次項で詳述する植物

（図表2-4）ストレスや不安も解消してくれる植物性乳酸菌

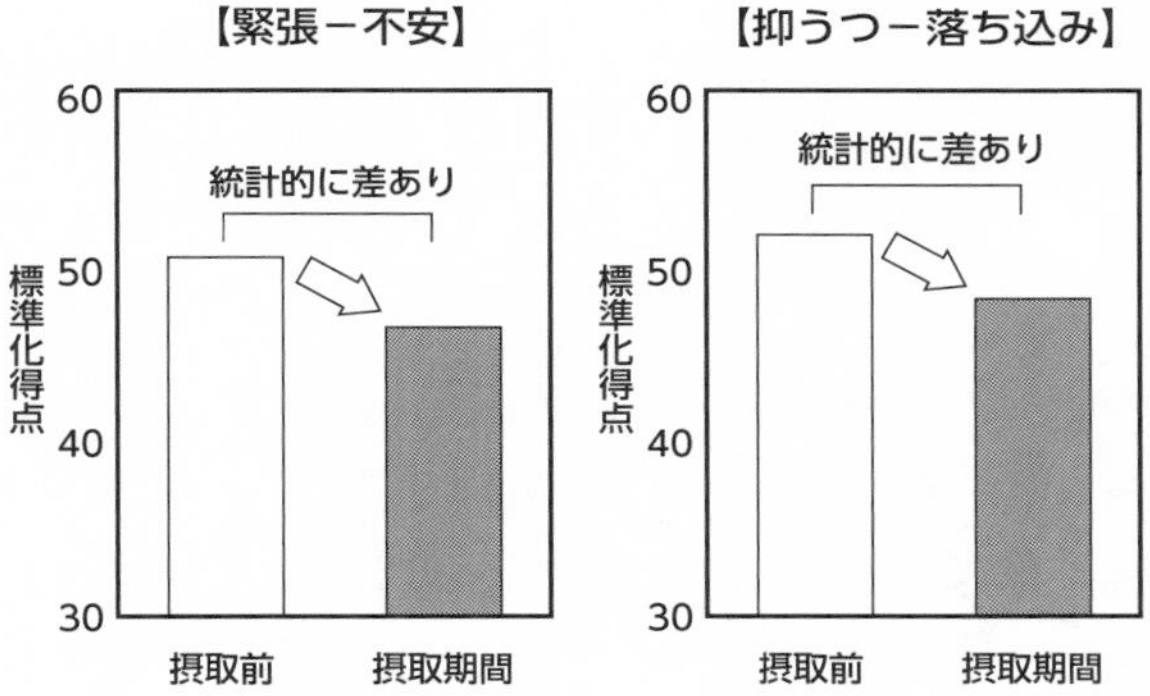

性乳酸菌の一つであるラブレ菌を含んだカプセルを4週間摂取してもらいました。この心理テストは「POMS（ポムス）」といって、心療内科や精神科などで使われるもので、信頼性の高いテストです。

4週間後、被験者の便を培養して腸内細菌の状況を調べるとともに、再び同じ心理テストをおこないました。また、本人の自覚症状や常用している下剤の服用量の変化についても検討しました。

すると、腸内細菌の変化として、善玉菌の乳酸桿《かん》菌（乳酸菌の一種）が有意に増加し、悪玉菌であるバクテロイデス菌の減少が確認されました。

自覚症状においても明らかな改善が見られ、下剤の利用回数や使用量も少なくなっていることがわかりました。

さらに心理テストの結果でも、図表2－4のように、不安や抑うつ症状の有意な改善が見られたのです。

この実験の結果からも、ある種の乳酸菌、とくに植物性乳酸菌の一種が、腸内環境をよくするだけでなく、不安感を取り除いて、ストレスをやわらげたり、睡眠の質を高めたりすることは、十分に期待できることがわかったのです。

31 乳酸菌のなかでもとくに生命力が強い「ラブレ菌」

植物性乳酸菌のなかでも、とくに生命力が強い乳酸菌、それがラブレ菌です。ラブレ菌とは「Lactobacillus brevis KB290」の略称で、1993年に現在のルイ・パストゥール医学研究センターの故・岸田綱太郎博士によって「すぐき漬け」から発見されました。

すぐき漬けは、かぶに似た野菜「すぐき」を使った漬け物で京都の伝統食です。すぐきを37度前後に管理された「むろ」のなかで漬けて発酵させたもので、強い酸味があります。岸田鋼太郎博士は、人間の体を感染症から守る働きをする体内物質（インターフェロン）を増やすにはどうすればいいか、長年研究してきた人物です。あるとき、「京都の男性は長寿全国2位」という新聞記事を目にし、京都人の食べ物を研究しはじめました。

その結果、京都の三大漬け物の一つとされる、すぐき漬けから非常にすぐれた乳酸菌であるラブレ菌を発見したのです。

すぐき漬けに限らず、全国各地の漬け物は多種多様な植物性乳酸菌の宝庫ですが、ラブレ菌が見つかっているのはすぐき漬けだけです。

注目したいのは便秘への効果です。ラブレ菌は、ネバネバした物質をつくりだして自らを守っているため、消化液に負けずに腸まで届き、人の便から生きたままのラブレ菌が検出されたという報告もあるほど強いのです。

私のクリニックでも、先に紹介したように、ラブレ菌のカプセルを摂取した慢性便秘症の患者さんの、下剤使用量や使用回数が減少するなどの効果が確認されています。別の研究では、ラブレ菌によって免疫力が高まるともいわれています。

すぐき漬け3切れ（30g程度）で、1日に必要な植物性乳酸菌をとることができます。ラブレ菌に注目が集まるなか、ラブレ菌を含む植物性乳酸菌飲料も登場しています。

32 腸にいい油の代表「オリーブオイル」の腸活効果

生活習慣病やダイエットなどとの関連で、一般に「脂肪は体に悪い」と思われがちですが、脂肪にはさまざまな種類があり、体に悪いものもあれば、よいものもあります。

脂肪（脂質）は、飽和脂肪酸、一価不飽和脂肪酸、多価不飽和脂肪酸、トランス脂肪酸に大きく分かれます。

このうち、飽和脂肪酸（牛や豚の脂肪、バターなどに多い）とトランス脂肪酸（マーガリンやショートニングなどに含まれる）は、とりすぎると、血液中の悪玉のLDLコレステロールを増やし、血管の老化を進めます。多価不飽和脂肪酸には多くの種類がありますが、青魚の油に多く含まれるEPAとDHA（164ページ参照）は、この多価不飽和脂

（図表2-5）慢性便秘症に対するオリーブオイルの効果

処方名	下剤離脱	下剤減量	不安軽減
大腸メラノーシスを認める症例 (n=40)	0	40	0
大腸メラノーシスを認めない症例 (n=24)	1	22	1
合計 (n=64)	1	62	1

※毎朝大さじ2杯のオリーブオイルを2週間摂取後の効果

肪酸の一種です。

一方、一価不飽和脂肪酸に属するオレイン酸は、LDLコレステロールを減らし、善玉のHDLコレステロールを増やします。このオレイン酸を豊富に含んでいることで知られるのがオリーブオイルなのです。

一般に油は酸化しやすいものですが、オリーブオイルにはオレイン酸、ポリフェノール、ビタミンE、葉緑素などの抗酸化物質を豊富に含んでいるため、酸化しにくいのです。この作用が、体内で発生して害を与える活性酸素を攻撃して無害化し、老化を遅らせたり、さまざまな病気を予防したりします。「若返りのビタミン」と呼ばれるビタミンEには、美肌効果もあります。

動物実験では、オリーブオイルに含まれるポリフェノールの一種が、さまざまな健康効果を持つことが判明しています。

大腸がんについても、その発症に関わるとされている二次胆汁酸に対し、有効に作用するという報告もされています。実際に、オリーブオイルの摂取量が多い南イタリアやスペインなどの地中海沿岸地域では、大腸がんにかかる人が少ないことが指摘されています。

「歳をとったら油は控えめに」という高齢者が多いのですが、むしろ体にいい油（油脂）を意識して適量とるほうがいいのです。排便が促されて便秘や腹部膨満感が解消され、腸の老廃物を出すことで代謝もアップし、さらに、病気予防の効果も高まります。

なお、オリーブオイルの品質はさまざまです。オレイン酸と抗酸化成分のより高い効果を得るためには、精製されていないエキストラバージン・オリーブオイルがおすすめです。

エキストラバージン・オリーブオイルに含まれる、オレオカンタールというポリフェノールは強い抗炎症作用を持っていて、アルツハイマー病や関節リウマチに対して有効とする報告もあります。

もう一つ、特筆すべきはエキストラバージン・オリーブオイルの保温効果です。

高齢者の腸にとって、とくに〝冷え〟は大敵です。腸の温め作用が強い食品として、おすすめしたいのが、このエキストラバージン・オリーブオイルです。温かい飲み物（ココ

(図表2-6)オリーブオイルのさまざまな健康効果

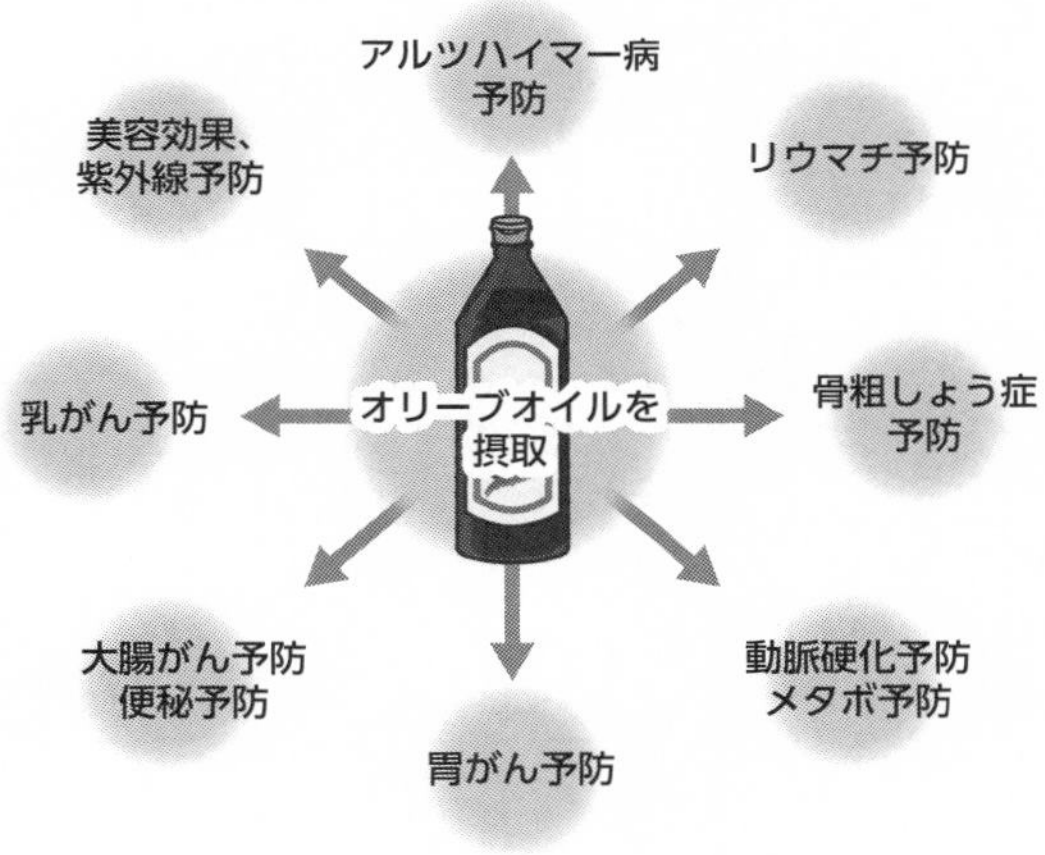

アなど)や汁物、麺類などに数滴たらすだけで、オリーブオイルの油膜効果で冷めにくくなります。エキストラバージン・オリーブオイルをふだんの食生活にとり入れることで、腸(腹部)や体を効率よく温めてくれるのです。

このように、エキストラバージン・オリーブオイルは、腸の健康だけでなく、老化防止や全身の健康維持にとても大きな働きをしてくれます。

カロリー数、グラム数は100gあたり

	食品名	エネルギー (kcal)	利用可能炭水化物 (単糖当量/g)	FGI値	総食物繊維 (g)
野菜類	トマト	20	3.1	3.1	1.0
	なす(ゆで)	18	2.6	1.2	2.2
	ブロッコリー (ゆで)	3	1.3	0.3	4.3
	ほうれん草(ゆで)	23	0.4	0.1	3.6
	大豆もやし(ゆで)	27	0.5	0.2	2.2
	レタス	11	1.7	1.5	1.1
	サラダ菜	10	0.7	0.4	1.8
	れんこん(ゆで)	66	14.2	7.1	2.0
果物類	アボカド	178	0.8	0.1	5.6
	いちご	31	6.1	4.4	1.4
	柿	63	13.3	8.3	1.6
	オレンジ・ネーブル	48	8.3	8.3	1.0
	グレープフルーツ	40	7.5	12.5	0.6
	レモン	43	2.6	0.5	4.9
	キウイフルーツ	51	9.6	3.7	2.6
	梨	38	8.3	9.2	0.9
	パイナップル	54	12.6	10.5	1.2
	バナナ	40	19.4	17.6	1.1
	ぶどう	58	14.4	28.8	0.5
	メロン	40	9.6	19.2	0.5
	桃	38	8.4	6.5	1.3
	りんご	53	12.4	8.9	1.4
きのこ類	えのきたけ	34	1.0	0.3	3.9
	しいたけ	25	0.7	0.1	4.9
	しめじ	22	1.4	0.4	3.5
	マッシュルーム	20	0.2	0.1	3.3

(図表2-7)おもな食品のFGI値

FGI値　19以下⇒青信号、20～50⇒黄信号、51以上⇒赤信号

	食品名	エネルギー(kcal)	利用可能炭水化物(単糖当量/g)	FGI値	総食物繊維(g)
穀類	食パン	248	48.2	11.5	4.2
	うどん(ゆで)	95	21.4	16.5	1.3
	そうめん(ゆで)	114	25.6	28.5	0.9
	スパゲッティ(ゆで)	150	31.3	10.4	3.0
	玄米(ごはん)	152	35.1	25.1	1.4
	ビーフン	360	79.9	88.8	0.9
	もち	223	50.0	100	0.5
	そば(ゆで)	130	27.0	9.3	2.9
いも類	さつまいも(蒸し)	129	31.1	8.2	3.8
	じゃがいも(水煮)	59	17.0	1.9	8.9
豆類	えんどう豆(蒸し)	129	18.8	2.4	7.7
	大豆(ゆで)	163	1.6	0.2	8.5
	アーモンド(いり)	609	5.5	0.5	10.1
	落花生(いり)	613	10.8	0.9	11.4
野菜類	アスパラガス(ゆで)	25	2.3	1.1	2.1
	オクラ(ゆで)	29	2.1	0.4	5.2
	かぼちゃ(ゆで)	50	9.9	2.8	3.6
	キャベツ	21	3.5	1.9	1.8
	きゅうり	13	2.0	1.8	1.1
	クレソン	13	0.5	0.2	2.5
	ごぼう(ゆで)	58	1.1	0.2	5.7
	小松菜(ゆで)	14	0.3	0.1	2.4
	春菊(ゆで)	25	0.4	0.1	3.7
	セロリ	12	1.4	0.9	1.5
	大根(皮なし・生)	15	2.9	2.2	1.3
	玉ねぎ	33	7.0	4.7	1.5
	チンゲンサイ(ゆで)	11	0.5	0.3	1.5

第3章

「若いときの腸」と「70代以降の腸」はこんなに違う

33 高齢者の腸は腸管そのものが弱くなっている

便秘にはさまざまなタイプがありますが、大きく分けて、大腸がんなどなんらかの病気があって起こる器質性便秘と、消化器の機能低下が原因で起こる機能性便秘の2つがあります。

機能性便秘は、さらに排便回数減少型と排便困難型に分けられます（図表3－1）。多くの便秘は機能性便秘で、とくに高齢者の場合は、加齢によって起こる大腸そのものの機能低下が背景にあり、この点で老年期の便秘と若い頃の便秘は明らかに違っています。

さらに、食事摂取量の減少、運動量の減少など、老年期特有の要因が複雑に絡んでいるのが、高齢者の便秘の特徴です。

（図表3-1）機能性便秘の2つのタイプ

1　排便回数減少型

①**大腸通過遅延型**

大腸の便を輸送する能力の低下により、排便回数や排便量が低下するタイプ

②**大腸通過時間正常型**

大腸の便を輸送する能力は正常だが、排便回数や排便量が減少するタイプ。食物繊維摂取量が減少した場合などに起きる

2　排便困難型

①**大腸通過正常型**

排便回数や排便量は減少していないが、硬便のために、排便困難や過度のいきみを生じるタイプ

②**機能性便排出障害**

機能的な病態によって、直腸にある便を十分な量、快適に排出できず、排便困難感や残便感を認めるタイプ

34 高齢者の腸にあらわれる、これだけの変化

「昔はこんなんじゃなかったのに……」と、トイレに入るたびに憂うつな気分になる——。そんな高齢者の腸では、何が起きているのでしょうか。大腸機能の加齢による変化には、具体的に次のようなものがあげられます。

〈大腸機能の加齢による変化〉
①加齢による生理的変化
②食生活の変化（食事摂取量の低下）にともなう食物繊維の摂取量の低下
③腸管壁の強さの低下（20ページ参照）
④腹圧の減弱
⑤体を動かさないなどの生活習慣による腸機能の低下
⑥高齢者特有の病気に起因する障害（肺気腫や心不全など）

⑦全身性の各種疾患によって処方されている薬による障害
⑧下剤の長期乱用による結腸の便を輸送する能力の低下（後述の結腸無力症に結びつくこともあり）
⑨精神的にうつ状態となり、腸の働きが低下

とくに高齢になると、便秘などの身体的要素と、脳血管障害（中枢神経からの命令系統と知覚系統の機能低下）や、うつ状態などの精神的要素が、複雑に絡み合っているのが特徴といえます。排便が困難になればなるほど、毎日の生活のなかで排便のことしか考えられなくなっている傾向があるのです。

このような特徴を考えず、ただやみくもに下剤に頼るだけでは、根本的改善には至らないのです。

35 高齢者の便秘症状の特徴

高齢になるとさまざまな機能が低下するため、一般的な便秘の自覚症状に加え、他のいくつかの症状も表れてきます。

代表的な自覚症状としては、次のようなものがあります（これらの症状のうち、いくつかは高齢でなくても認められるものです）。

①便が細い

食事の量が減少していたり、消化のいいものばかり食べたりする傾向にあるため、食物繊維の摂取量が減少して起こる。

②便が硬い

腸の運動が低下して、ゆっくりと食物残渣《ざんさ》（便のもと）が腸のなかを通過していく間に、水分がより吸収されることによって起こる。

③排便時間が長い

腹筋が弱まるので、力《りき》むことが困難となり、便が一気に出せない状態となる。

④排便できない

体力や筋力の低下のため、力んでも腹圧が上がらず、うまく排便できない。また、括約《かつやく》筋の低下でも起こってくることがある。

⑤残便感がある

直腸の動きが悪く、便がたまっているのに出せない。または、直腸の感覚が異常で、便がないのに便があるように感じる。以上のような場合に残便感が生じる。

⑥便意がない

直腸の便を感じる感覚神経の低下、ならびにその感覚を受けとる中枢神経の働きが低下することで起こる。

⑦腹痛・腹部膨満感がある

便またはガスが貯留して、お腹が張ったり、ひどい腹痛の原因となったりすることがある。

36 力めなくなるから、出なくなる

思い出していただければわかりますが、便を押し出すのに大きく関与しているのは、腹圧です。腹圧は、まず胸の横隔膜《おうかくまく》をなるべく下方へ下げ、動かないように固定することから始まります。

横隔膜は、呼吸とともに動くので、呼吸をしながらでは力めません。つまり、喉にある声門《せいもん》を一時的に閉めなければならないのです。

このようにして、力《りき》む力も、排便するためには、直腸にたまった便を押し出す力の一つとして作用します。

高齢になると、トイレで力んでも、体力の低下にともない腹圧がかかりにくくなってきます。直腸からの便の排出が困難になってくるのです。

また、食欲が減少し、食事量も少なくなるので、腸への刺激が少なく、腸管の運動も低下傾向になります。噛む力が弱くなってくるので、食べる量も減り、食物繊維摂取量も減少してくるのです。

加齢にともなって、本来、朝食をとることで起こってくる胃・結腸反射が弱くなります。さらには感覚が低下してくるので、直腸に便がたくさんとどまっても、そのことを知らせるサインが大脳まで伝達されず、便が直腸にとどまったままになります。なかで水分が吸収されて、直腸内で硬便となり、排出できなくなってしまうのです。

このような場合、力む力が弱まっていることも、高齢者において、直腸内に便がとどまってしまう大きな要因となってきます。

37 心身両面の悪循環で症状が悪化

高齢の慢性便秘症の患者さんで、よく見かけるのは、１日中排便状況について考えている人です。便秘に、身も心も、囚《とら》われてしまっているのです。

イギリス・ヨーク病院の老人病専門医であるＥ・ゴードン・ウィルキンス医師は、慢性便秘症患者のなかでは、精神的悪循環と身体的悪循環の二つが重なり合い、お互いに悪影響を及ぼしていると報告しています。

高齢になると避けて通れないのが、身体機能と意欲の低下です。それまで難なく「できていた」ことが「できなくなってくる」ということや、社会における自分の役割の欠如感があると、気分の落ち込みが起こります。高齢者になればなるほど単身で暮らす人も多くなり、ストレス増加の原因にもなっています。

これが排便にも悪影響を与えることになります。ただでさえ便秘気味なのに、精神的な落ち込みによってますます排便ができないと、そのことでさらに落ち込むという悪循環が生じます。

高齢になると、便秘などの排便障害はうつ病を招きやすいのですが、排便が良好になると精神面の活性化につながることもよく見かけます。高齢者の便秘は、このように心理的な影響を強く受けるのが特徴です。

精神面ばかりではありません。身体面でも、高齢になればなるほど、病気がちになります。また、体の運動量も減少し、腸管運動も低下するため、結果的には大腸の病気（たと

（図表3-2）便秘がもたらす心身の悪循環

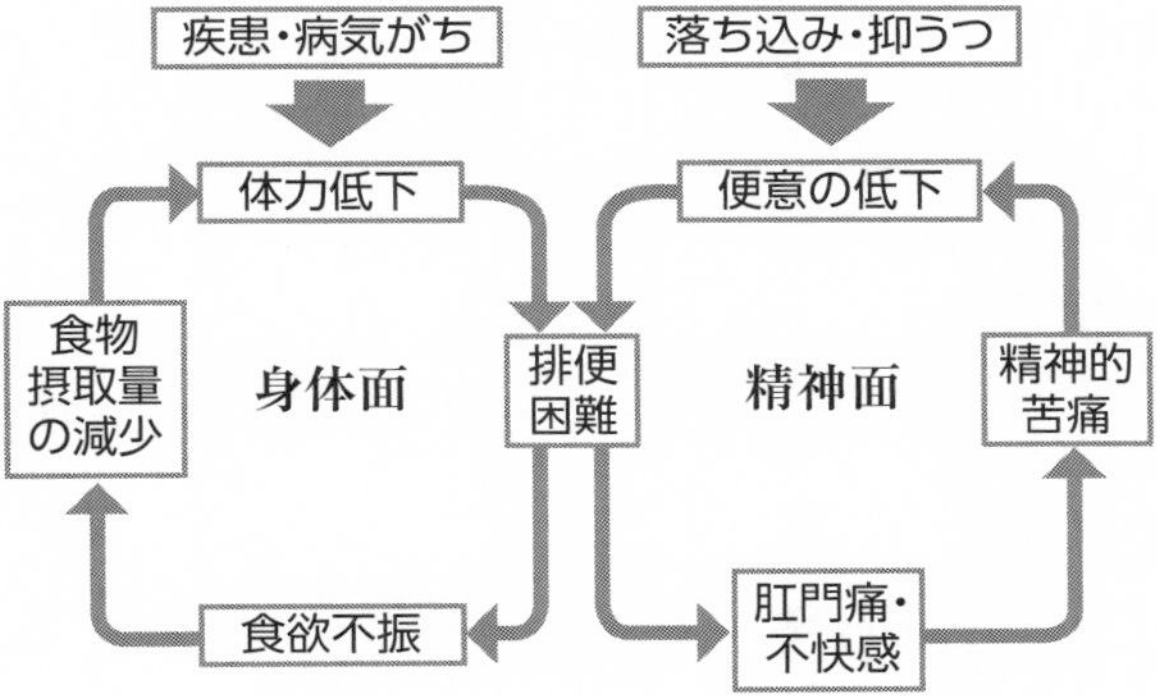

えば大腸ポリープ、大腸がんなど）も増加傾向を示します。

さまざまな状況が重なって食欲が低下し、食事量が減少したりすると、腸の運動をよくするほど十分な食事量をとらないことにつながり、便の素材も減少することになります。

便の量が減れば、ますます排出しづらくなって、便秘が悪化し、さらに体力が低下していく、という身体面の悪循環が生じるのです。つまり高齢者では、身体的な面と精神的な面の〝負のスパイラル〟で便秘を悪化させていくのです。

私のクリニックの「便秘外来」に来院する70歳以上の慢性便秘症の患者さんには、このようなタイプの人が多く見られます。

若い頃は毎日1~2回、スッキリと排便できていたのが、加齢とともに排便障害が出現し、その変化を受け入れられずに、若い頃の排便のイメージを求めて悩む人が多いのです。とくに男性にこれが見られます。

38 高齢者に多い結腸無力症

75歳以上の慢性便秘症の患者さんを診察していると、比較的多く認められるのは、結腸無力症です。

結腸無力症とは、結腸の便輸送能の低下が原因となる大腸通過遅延型便秘のなかでも、極端に輸送能が低下している場合に使われる疾患名です。

結腸無力症の原因は明らかではなく、ほとんどの患者さんで、下剤を多量投与という治療がおこなわれているのが現状です。

腸管の弾力性が加齢により低下すること、運動量の低下、摂食量の低下、腹圧をかけるための腹筋力の低下なども重なって、症状が悪化することが考えられます。

なかには、下剤を大量に投与しても症状の改善が認められない患者さんにぶつかることがあります。

39 高齢者はとにかく腸を冷やさないこと

高齢者の便秘の原因として、最近、私がとくに着目しているのが、「冷え」と「寒暖差」です。高齢者の腸は、この二つの影響を強く受けるのです。

毎年、1~2月と8月、私のクリニックでは、便秘外来の患者さんが増えます。季節は真逆ですが、共通する原因は「冷え」です。

寒さが厳しい1~2月は、冷えから体を守るため、自律神経の交感神経が優位になり、腸の働きが抑制されます。また、冷えによる血行不良で腸そのものが冷えて働きを落とすため、便秘になりやすいのです。

8月に「冷え」で便秘の患者さんが増えるというのは意外に思われるかもしれませんが、猛暑のこの時期はエアコンの常用による冷えに加え、エアコンで冷えた屋内と暑い屋外の寒暖差も腸に影響します。とくに10度以上の急激な温度変化は自律神経を乱し、腸の働きを低下させ、便秘や下痢を引き起こしやすくするのです。

例年、強い寒波の時期には、いつもは軽度の便秘だったのが、急に重度の便秘におちいる高齢者が急増します。このことが示すように、高齢者の腸は、とくに冷えに弱いのです。

高齢者の腸は、夏は冷やさない（寒暖差を大きくしない）、冬は温める（冷やさない）ことが重要なのです。

そこで、腸を冷やさずに快適に生活するための10大原則をまとめてみました。

①10度以上の急激な寒暖差に注意する
②運動不足を解消する
③下着や靴で肌を締めつけない
④寒い冬は少しゆっくりめに起きる

⑤トイレ内は暖かくする
⑥ポケット付きの薄い腹巻きをつける（ポケットにカイロを入れられるように！）
⑦朝・夕は、エキストラバージン・オリーブオイルをかけたスープ、味噌汁をとる
⑧間食に、オリーブ・ココアを飲む（156ページ参照）
⑨入浴は、半身浴をおこなう（のぼせない程度に）
⑩寝る前にシナモン・ジンジャーティーを飲む（161ページ参照）

日頃からこうした生活習慣を心がけ、「冷え」からあなたの腸を守ってください。

第4章
70代からの日本人の体質に合った腸活
【食事編】

40 高齢者にとっていい三つの食べ方

シニアになると便秘の人が多くなるのは、一言でいえば「加齢」という言葉に集約されます。若い人と違って、加齢による衰えは避けようがないハンデではありますが、高齢者には高齢者に合った腸活があります。

この章では、70代からの腸活の簡単なノウハウを具体的に紹介することにしましょう。

まずは、腸活につながる食べ方の基本です。

それは、「排便力がつく食べ方」、「腸管免疫を高める食べ方」「体を酸化させない食べ方」の三つの柱からなります。

〈排便力がつく食べ方〉

腸が元気に動くには、次のような習慣、食事、栄養素が必要です。高齢者は、とくに意識的にこれらの点に気をつけて、弱りがちな腸に〝活〟を入れてあげましょう。

①1日3食きちんと食べる
②夕食は就寝の3時間前までに食べる
③水分をしっかりとる
④食物繊維をバランスよくとる（1日20g以上の食物繊維をとる。不溶性食物繊維：水溶性食物繊維の比率を2：1にする）
⑤エキストラバージン・オリーブオイルをとる（1日に15〜30㎖）
⑥オリゴ糖をとる（1日に5g以上）
⑦植物性乳酸菌をとる（ラブレ菌含有飲料1本でも可）
⑧マグネシウムをとる（149ページ参照）
⑨ビタミンCをとる（野菜や果実でとる）
⑩グルタミンをとる（1日に5g以上。142ページ参照）
⑪ペパーミントをとる（ペパーミント・ジンジャーティー1日2杯。163ページ参照）

〈腸管免疫を高める食べ方〉

消化管は大きな免疫臓器で、全身のリンパ球（白血球の一種で、免疫能を担当する細胞）の約60％が腸に集中しているといわれています。この腸管免疫を高めるには、次のような食べ方を心がけてください。

①グルタミンをとる（1日に5g以上）
②オレイン酸をとる（エキストラバージン・オリーブオイルを1日に15～30㎖）
③植物性乳酸菌をとる（発酵食品やラブレ菌含有飲料をとる）
④食物繊維をとる（1日20g以上の食物繊維をとる。不溶性食物繊維：水溶性食物繊維の比率を2：1にする）
⑤マグネシウムをとる（149ページ参照）
⑥オリゴ糖をとる（1日に5g以上）
⑦ビタミンCをとる（野菜や果物でとる）

⑧水分をしっかりとる
⑨魚をとる（必須脂肪酸のＥＰＡ、ＤＨＡをとる）
⑩体内時計に合わせて生活する

〈体を酸化させない食べ方〉

老化とは体の酸化が進むことです。そうならないためには何が必要でしょうか。老化を完全にストップさせることはできなくても、そのスピードを遅くする「スローエイジング」は食べ物によっても可能です。

①エキストラバージン・オリーブオイル（オレイン酸、ビタミンE、ポリフェノールなどの抗酸化物質リッチ）を毎日豊富にとる
②穀物（パン、パスタ、米、大麦、小麦など）を毎日とる（食物繊維をとる）
③新鮮な野菜、果実を毎日豊富にとる（食物繊維、ビタミン、ファイトケミカルをとる）
④魚をとる（必須脂肪酸のＥＰＡ、ＤＨＡをとる）

⑤乳製品、ヨーグルトは1日に少量とる
⑥肉類を少量とる（赤身肉は月に数回にする）

以上のような食べ方を満たしている食生活、とくに体を酸化させない食材をとる方法として最適なのが、地中海式食生活と和食を融合させた地中海式和食です。

これが高齢者の腸を守ってくれるのです。

41 大腸がんの死亡率が低かった地中海地域

1960年頃の調査によると、日本は当時の欧米の先進諸国と比べて脂肪の摂取量がとても少なく、また大腸がんの死亡率も低い国でした。

一方、同時代のアメリカでは脂肪摂取量が多く、大腸がんの死亡率は高い値でした。このことから、大腸がんと脂肪摂取量の関連が疑われるのですが、意外なことに、同時代の

（図表4-1）地中海式食生活のピラミッド

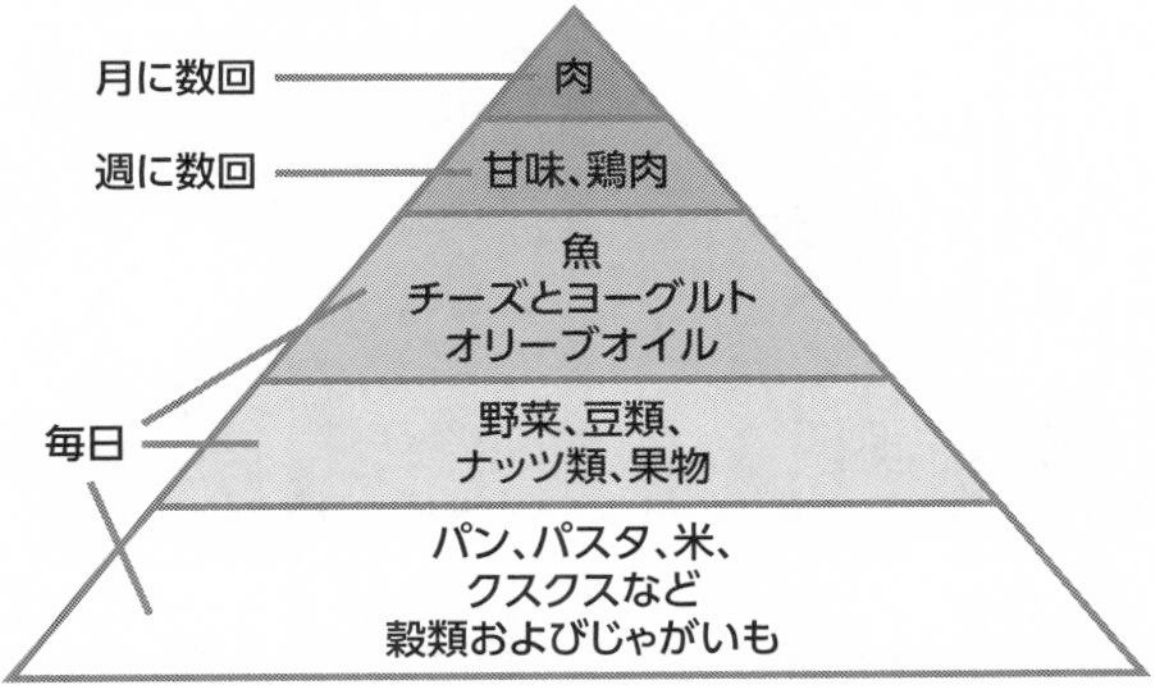

特徴：オリーブオイルをおもな脂質源とし、穀物、野菜、魚、鶏肉をとり、赤身肉は少なく、ワインを少量飲む

地中海食に関する国際会議

イタリアは脂肪摂取量がアメリカと同じくらい多いにもかかわらず、大腸がんの死亡率が低かったのです。

その理由の一つとして、とっている脂肪の種類が異なることが考えられました。当時のイタリアではオリーブオイルを中心に脂肪を摂取していましたが、アメリカでは肉類、乳製品から脂肪をとっていたのです。つまりオリーブオイル、魚、穀物などを主体とする、イタリアの地中海沿岸地方に特徴的な「地中海式食生活」が、大腸がんの発症の抑制に結びついたということがいえるのです。

さらに、２００８年には、地中海式食生活はダイエットにも有効であることが報告され、大きな話題を呼びました。

地中海式食生活の特徴はまず、オリーブオイルを豊富に使うこと。そして、穀物（パン、パスタ、クスクスなど）、魚、野菜、果実を多くとり、肉類、乳製品は少ししかとりません（図表４－１）。

肉より魚、という点は、日本の和食と似ていますが、和食と異なるのは、デザートを除く食事には塩やハーブは使うものの、砂糖はほとんど使わないことにあります。これは、イタリア料理、フランス料理ともに共通しています。そのメリットと特徴をまとめておきます。

①地中海沿岸地方（とくに南イタリア）の伝統食は、栄養学的にＷＨＯ（世界保健機関）の食事目標を受け入れやすい内容を持っている
②歴史的には西欧料理の源流といった面を持った伝統食である
③油脂としてオリーブオイルを用いることにより各食材を生かし、またバランスのよい脂質のとり方となっている

④食材は和食との類似点が多く、日本人にも馴染みやすい
⑤食材は自然食が多く、また丸ごと使う全体食である

このような地中海式食生活のメリットと、世界的に健康食として評価されている和食のメリットとを組み合わせたのが、次に紹介する地中海式和食です。

42 加齢腸を元気にする「地中海式和食」

近年は、脂肪の多い肉類をあまりとらず、穀物、野菜、魚介類、大豆製品、発酵食品などが主体の伝統的な和食が見直されています。

ただ、伝統的な和食では、脂質や動物性タンパク質が不足しがちという問題があります。とくに高齢者の場合は、一定量の脂質や動物性タンパク質をとらないと、血管がもろくなって、脳卒中（脳出血）を起こしやすくなります。さらに和食は塩分が多く、血圧が上

(図表4-2) 日本人の腸にいい「地中海式和食」
(松生式オリジナル)

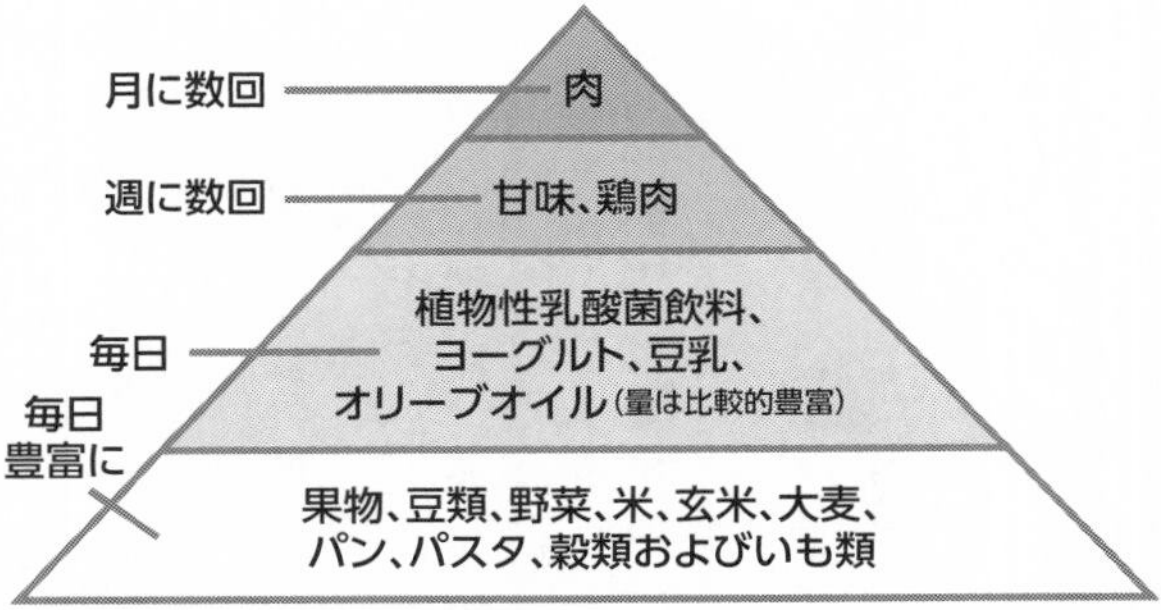

地中海式和食＝伝統的な和食(米、野菜、魚、発酵食品)
+オリーブオイル+オリゴ糖

がりやすいというデメリットもあります。

　こうした問題を解決するのが、地中海式和食です（図表４－２）。伝統的な和食との一番の違いは、油にオリーブオイルを使う点です。これで、不足しがちな良質な脂質を補うのです。

「えっ？」と驚かれるかもしれませんが、試しに納豆にタレと一緒にオリーブオイルをかけて食べてみてください（１４８ページ参照）。味がまろやかになり、おいしくなります。冷や奴にかけるのもおすすめです。便秘解消にもってこいのおかずになります。和食と地中海食は、相性がいいのです。

　というのも、もともと両者は、その食材に

大きな共通点があります。まず、穀物や豆・野菜から食物繊維を豊富にとっていること。もう一つは、肉よりも魚を多く食べることです。とくに、必須脂肪酸のＥＰＡ、ＤＨＡをたくさん含む、サバやイワシなどの青魚の摂取量が多いのです。

和食に地中海式食生活のよいところをとり入れ、さらに日本人におなじみの腸によい食材を加えたのが地中海式和食なのです。

これに和食の特徴の一つでもある甘じょっぱい味にするには、砂糖ではなくオリゴ糖を使えば、腸にさらによいのです。

43 地中海式和食のメニューの一例

どんなメニューにするか、難しく考える必要はありません。和食のなかに、積極的にオリーブオイルをとり入れることが基本です。

〈朝食〉

・もち麦ごはん　1杯

＊米ともち麦を2対1の割合で合わせて、白米と同様に炊いてつくる

・オリーブ納豆

＊つくり方は148ページ参照

・具だくさん味噌汁

〈昼食〉

・おにぎり　1個

・りんご　1個

・玄米フレークかけ野菜サラダ

＊ドレッシングは、エキストラバージン・オリーブオイルとノンオイルのドレッシングをブレンドしてつくる

〈間食〉
・オリーブ・ココア　1杯
＊つくり方は156ページ参照
・バナナのオリーブオイルソテー

〈夕食〉
・もち麦ごはん　1杯
・しらたきと野菜の炒め物
・魚のオリーブオイルソテー
・具だくさん味噌汁
・漬け物

44 アメリカ食品医薬品局も認めた「大麦β－グルカン」

高齢の患者さんから、お米に代わる腸によい穀類についてよく質問を受けますが、私のクリニックの便秘外来に来る高齢者の患者さんにおすすめしているのが、水溶性食物繊維を多く含有している大麦です。

大麦は、水分を吸収して便をやわらかくしてくれる水溶性食物繊維の含有量が多いため、便秘になりがちな高齢者の腸活によいのです。

乳酸菌やビフィズス菌などの善玉菌のエサになる食品成分（プレバイオティクス）のなかでも、大麦は水溶性食物繊維と不溶性食物繊維がバランスよく豊富に含まれており、食物繊維をバランスよくとるには非常に適した食品として注目されています。

大麦は、米、小麦、トウモロコシに次いで、世界で4番目に多く生産されている穀物です。昭和40年頃までは、日本での大麦摂取量は、米に次ぐ主食の地位にあったのですが、その後、主食用大麦の摂取は減少していきました。

ところが、最近の研究で、大麦には水溶性食物繊維であるβ－グルカンが多く（総重量の3～6％）含まれることが指摘され、再び見直されているのです。

その効能は世界的に認められつつあります。

2006年、アメリカ食品医薬品局（FDA）が、大麦および大麦を含んでいる食品について、コレステロール値を低下させる働きを認め、「冠状動脈性心疾患（CHD）のリスク低下に役立つ」と製品に表示することを許可しました。欧州食品安全機関（EFSA）も、同様の認可をしています。

大麦に含まれるβ－グルカンのおもな作用としては次のようなものがあります。

〈β－グルカンのおもな作用〉

①消化管への作用

・整腸作用（プレバイオティクス効果）、腸内細菌による発酵促進

・胃粘膜保護作用

②免疫機能の調節作用

・腸管免疫の賦活《ふかつ》作用、感染防御作用、抗アレルギー効果

③血糖コントロールと脂質の吸収を抑制する作用

・糖代謝や脂質代謝を改善する作用

④血糖値上昇抑制作用、血中インスリン濃度調整作用

・糖尿病予防効果

⑤心臓、循環器系の健康維持

・血圧上昇抑制作用

私がとくに注目するのは、大麦に含まれる水溶性食物繊維＝大麦β－グルカンが、大腸内に存在する善玉菌の栄養源になるということです。

その結果、善玉菌が増加し、腸内環境が整えられ、病気や老化の原因となる悪玉菌の増加が抑制され、排便力がアップして腸の状態が整ってくるのです。

45 腸活穀物の真打「スーパー大麦」とは？

大麦の腸活効果をさらにパワーアップさせたのが「スーパー大麦（バーリーマックス®）」です。

これは、オーストラリア連邦科学産業研究機構（ＣＳＩＲＯ）により開発された非遺伝子組み換えの機能性大麦で、通常の大麦と比べ食物繊維を2倍、食物繊維様の働きをするレジスタントスターチ（難消化性でんぷん）を4倍含み、水溶性食物繊維であるβ－グルカン、フルクタンの含有量が多いといわれています。

白米と比較すると、なんと約40倍の食物繊維を含んでいます（図表4－3）。

スーパー大麦を朝食で食べると「セカンドミール効果」といって、糖質の吸収を抑える

（図表4-3）おもな穀物の食物繊維含有量の比較

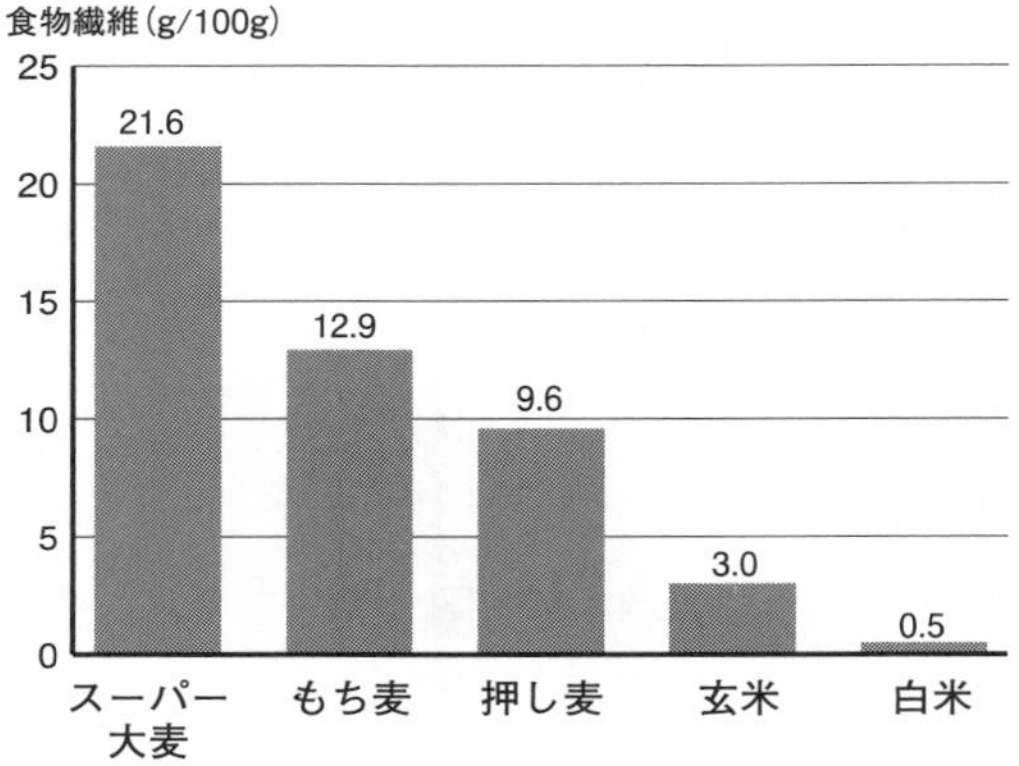

スーパー大麦バーリーマックス、もち麦/（一財）日本食品分析センター分析値
押し麦、玄米、白米/日本食品標準成分表2015

働きが次の食事まで続くため、ダイエットはもちろん糖尿病予防にも効果を発揮します。

その食べ方ですが、白米にスーパー大麦を混ぜて「スーパー大麦ごはん」にして食べるのがおすすめです。これなら食べやすく、毎日でも食べられます。茶碗1杯で約4・6gの食物繊維をとることができます。

スーパー大麦が手に入りにくいという方は、同じように大麦β－グルカンがたくさん含まれているもち麦や押し麦で代用してください。

〈スーパー大麦ごはんのつくり方〉

▼材料（2～3人分）

米……1合

スーパー大麦……大さじ4
水……米を炊く分の水+スーパー大麦分の水80㎖

▼つくり方

①米を研いで炊飯器に入れる。
②炊飯器に1合の目盛りまで水を入れる。
③スーパー大麦とスーパー大麦分の水を入れる。
　＊スーパー大麦は研ぐ必要はありません。
④炊飯する。

46 食べすぎはNG。ただし「朝食」はしっかりとる

老化を抑え寿命を延ばしてくれる「長寿遺伝子（サーチュイン遺伝子）」というのがあ

るのをご存じでしょうか。この遺伝子は、ふだんは休眠状態なのですが、摂取カロリーを制限すると働き出します。

サルを使った実験では、通常のエサを与えた群と7割に削減した群に分けて長期間飼育したところ、エサを7割に削減したサルのほうが生存率が高く、見た目も若々しかったという結果が得られました。カロリーが制限されて、長寿遺伝子の働きが強まったものと考えられます。長寿遺伝子が活性化すると、肌や血管、脳などが若く保たれる、という結果も出ています。

昔からいわれる「食事は腹八分目がいい」ことは、サルを使った実験ではありますが、すでに科学的に証明されているのです。

また、過食＝食べすぎに警鐘を鳴らすこんな報告もあります。慶應義塾大学の伊藤裕教授らの研究チームは、高脂肪食をたくさん食べさせた動物は、早い段階で腸に炎症が起こっていることを明らかにしています。この炎症は、消化・吸収の量が増えたことによる、腸のストレス反応といえます。

ただし、いくら腹八分目といっても、朝食をきちんと食べることは鉄則。理由は、第1

章でも書いたとおり、腸には固有のリズムがあり、排便を起こす大腸の収縮運動（大ぜん動）が最も強く起こるのが朝で、朝食をとることがそれを起こす刺激になるからです。

朝食を抜いて、昼にどか食いをするのは、高齢者にとって二重の意味でNGです。大ぜん動が阻害されるうえに、血糖値が急激に上昇し、血管にダメージを与えたり、糖尿病を引き起こしたりする原因にもなります。

和食派の朝食なら、「スーパー大麦ごはん＋味噌汁＋シラスおろし＋漬け物」といったメニューがおすすめです。

味噌汁は、わかめなどの海藻を含めた具だくさんにし、さらにオリーブオイルをたらすと完璧です。シラスには便通を促すマグネシウムが、漬け物には生きたまま腸まで届きやすい植物性乳酸菌が含まれています。

パン派の朝食には、「ライ麦パンのオリーブオイルがけ＋ザワークラウト（または玉ねぎのマリネ）＋キウイフルーツのヨーグルトがけ」などがおすすめできます。

ライ麦は、食物繊維やビタミンB群が豊富で、ザワークラウトには植物性乳酸菌が含まれています。

ザワークラウトやマリネをつくり置きして冷蔵庫に入れておけば、食事づくりがぐんと楽になります。

〈腸活の基本――おすすめ朝食〉

▼ごはん派

・スーパー大麦ごはん
・味噌汁
・シラスおろし
・漬け物

▼パン派

・ライ麦パンのオリーブオイルがけ
・ザワークラウト（または玉ねぎのマリネ）
・キウイフルーツのヨーグルトがけ

食事の量や回数だけでなく、夜遅い時間帯の食事も、腸のストレスになります。腸の働きは、夜間は不活発になりますが、深夜の眠っている間にも、自律的に食べたものを消化・吸収し、残りカスを自動的に肛門側へとゆっくり送り出しています。

しかし、夜遅くに食事をし、胃に食べ物が残った状態で就寝すると、残りカスを送り出す準備が整わず、腸のストレスとなって不調の原因になるのです。

食事の内容とあわせて、生活リズムも見直してみましょう。

47「キウイフルーツ」の食物繊維量はバナナ２本超！

果物や野菜には食物繊維がたくさん含まれているものが多いですが、なかでもダントツのおすすめはキウイフルーツです。

１００ｇ（約１個分）に２・６ｇもの食物繊維が含まれていて（図表４－４）、これはバ

（図表4-4）キウイフルーツ（グリーン）の健康成分（100g中）

成分	含有量	効能
食物繊維	2.6g	整腸作用
ビタミンE	1.3mg	抗酸化作用
ビタミンC	71mg	抗酸化作用・疲労回復・美肌
葉酸	37μg	造血のビタミン
ファイトケミカル	豊富	抗酸化作用、がん予防など
カリウム	300mg	ナトリウムを排泄して高血圧に効果

日本食品標準成分表2020年（八訂）ほか

ナナ2本分以上と同じです。しかもその内訳は、水溶性食物繊維と不溶性食物繊維がおおよそ1対2の理想的なバランスです。

以前、排便が毎日はない便秘気味の中学生・高校生とその母親498組に、キウイフルーツを1日1個、2週間食べてもらったことがあります。その結果、約7割の方の排便が1日1回、なかには2回以上になった人もいるという、驚きの便通改善効果が確認できました。

キウイフルーツには食物繊維のほかにも、ファイトケミカル（140ページ参照）、ビタミンC、ビタミンE、カリウム、葉酸など、体によい成分をたくさん含んでいます。

なお、ここまでお話ししたのは、グリーンのキウイフルーツについてです。甘味の強い黄色いゴールドキウイは、グリーンのものに比べて食物繊維はやや少なくなりますが

（1・4g）、ビタミンCとEは、よりたくさん含まれています。

48「寒天」の成分の8割は食物繊維！

食物繊維を効率よくたくさんとるのに、スーパー大麦、キウイフルーツと並んでおすすめしたい食材が寒天です。

寒天は、トコロテンを乾燥させたもので、海藻であるテングサやオゴノリを原料にした日本の伝統食です。乾燥重量のなんと約8割が食物繊維で、これはすべての食品のなかで最高の含有率を誇ります。このうちのほとんどは水溶性食物繊維です。

寒天には次のような種類がありますので、料理によって使い分けてください。

・粉寒天

粉末の寒天。少量の熱湯で溶かすと、ほかの材料と混ぜやすくなります。

・角《かく》寒天

棒状の寒天。水やお湯で戻して、水ようかんやゼリーなど、さまざまな料理に使います。

・糸寒天

糸状の寒天。サラダや酢の物に入れたり、麺に見立ててスープや鍋料理に加えます。

寒天はカルシウムやマグネシウム、鉄などのミネラルも豊富です。また、寒天由来のアガロオリゴ糖にはがん抑制作用があります。さらに抜群のデトックス（毒素排出）作用まで期待できます。

寒天を肥満の糖尿病患者に食べてもらったところ、通常の食事療法のグループに比べて、血糖値や総コレステロール、血圧などのすべての値が改善し、体重も減少しました。

寒天は、食物繊維が多いうえにカロリーがとても低いので、メタボリックシンドローム対策と腸活を一緒におこないたい人には、ぴったりの食品でもあります。

次に紹介するのは「寒天を使った1日食物繊維25g超メニュー」です。強力な腸活メニューの一つとして参考にしてください。

公益財団法人長寿科学振興財団が運営している健康長寿ネットによれば、65〜74歳の食物繊維摂取目標量は、男性20g以上、女性17g以上（75歳以上も同じ）となっていますので、このメニューで十分に目標値をクリアできます。

〈寒天を使った1日食物繊維25g超メニュー〉

▼朝食（食物繊維約1・9g）

・寒天ドリンク1杯
　＊お好みのハーブティーに粉寒天1gを加える
・バナナ1本

▼昼食（食物繊維約6・4g）

・寒天ドリンク1杯
・スーパー大麦のおにぎり1個
・キウイフルーツ1個

▼夕食（食物繊維約20g以上）

・寒天ボールスープ

＊とり肉などの肉だんごに寒天を加えてつくったスープ

・スーパー大麦ごはん

・食物繊維の多いおかず

49 「ファイトケミカル」で腸の老化を防ぐ

活性酸素は、細胞で酸素を燃やしてエネルギーをつくりだすときに生まれる副産物で、通常は酵素などの働きで無害になります。しかし、たくさん発生してしまうと、腸をはじめ体内のあらゆる器官を酸化させて、老化を進ませたり、がんや生活習慣病などの一因となったりするのです。

この活性酸素を抑える抗酸化作用を持っていることで注目を集めているのが、野菜や果物のなかに含まれているファイトケミカル（植物に含まれる化学成分という意味）です。これは「世界がん研究基金によるがん予防のための提言」でもすすめられています。

植物や野菜は、雨にさらされても簡単には腐りませんし、動物や虫に食べられないために独特のにおいや苦味を持っているものもあります。これらはファイトケミカルの働きによるものと考えられていて、過酷な環境のなかで種《しゅ》の保存のために獲得した自己防衛本能ともいわれています。

またファイトケミカルには、抗酸化作用、およびがん予防のほか、免疫細胞を活性化するなど、免疫力を増強する作用が認められているものもあります。

ファイトケミカルは約１万種もあると予測され、現在は約９００種が見つかっています。抗がん剤のタキソールや痛み止めのアスピリンなど、ファイトケミカルから生まれた薬もあります。

代表的なファイトケミカルとその作用、およびそれを含む食品は次のとおりです。お店で、野菜や果物を選ぶ際の参考にしてください。

・アントシアニン（抗酸化作用）……ブルーベリー／ぶどう／紫いも
・ルテイン（目の健康・がん予防）……ほうれん草／ブロッコリー／ケール
・スルフォラファン（抗酸化作用・がん予防）……ブロッコリースプラウト／キャベツ
・カロテン（抗酸化作用・がん予防）……にんじん／かぼちゃ
・リコピン（抗酸化作用・抗炎症作用・がん予防）……トマト
・イソチオシアネート（抗酸化作用・殺菌作用）……わさび／大根／キャベツ
・イソアリシン（抗酸化作用・血液サラサラ作用）……玉ねぎ
・ルチン（毛細血管強化）……アスパラガス／ほうれん草

50「グルタミン」は腸の大事なエネルギー源

腸の大切な働きに免疫がありますが、その栄養分として欠かせないのが、アミノ酸の一

（図表4-5）グルタミンで腸をパワーアップ

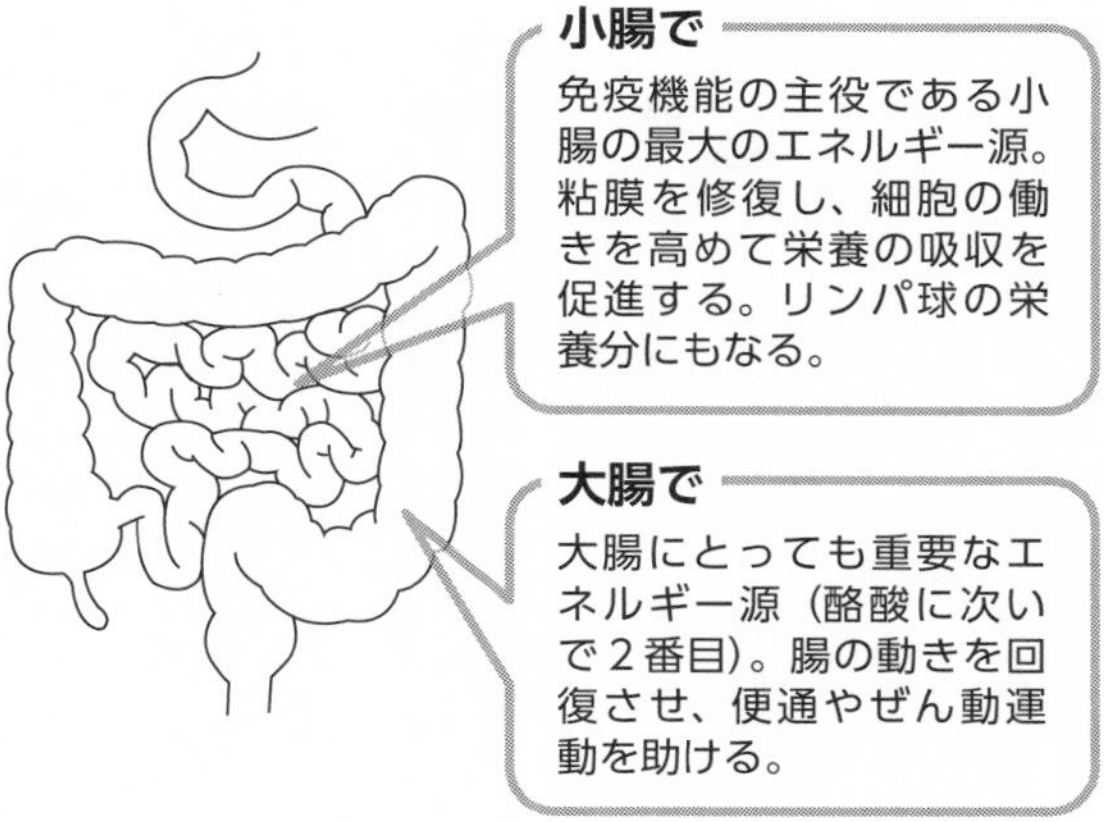
小腸で
免疫機能の主役である小腸の最大のエネルギー源。粘膜を修復し、細胞の働きを高めて栄養の吸収を促進する。リンパ球の栄養分にもなる。
大腸で
大腸にとっても重要なエネルギー源（酪酸に次いで２番目）。腸の動きを回復させ、便通やぜん動運動を助ける。

種であるグルタミンです。グルタミンは免疫細胞であるリンパ球の栄養分なので、グルタミンが足りないと、免疫力が低下してしまいます。

グルタミンは、うま味成分として知られるグルタミン酸（１５１ページ参照）とは別物です。両者とも同じアミノ酸ではありますが、構造式も働きも異なります。

グルタミンは、免疫機能のかなめである小腸の最も大切なエネルギー源であり、腸管の粘膜を修復したり、粘膜の細胞の働きを高めたりして吸収を促してくれます。さらに、大腸のエネルギー源としても二番目に重要です（一番目は、食物繊維が腸内細菌によって分

（図表4-6）グルタミンの作用

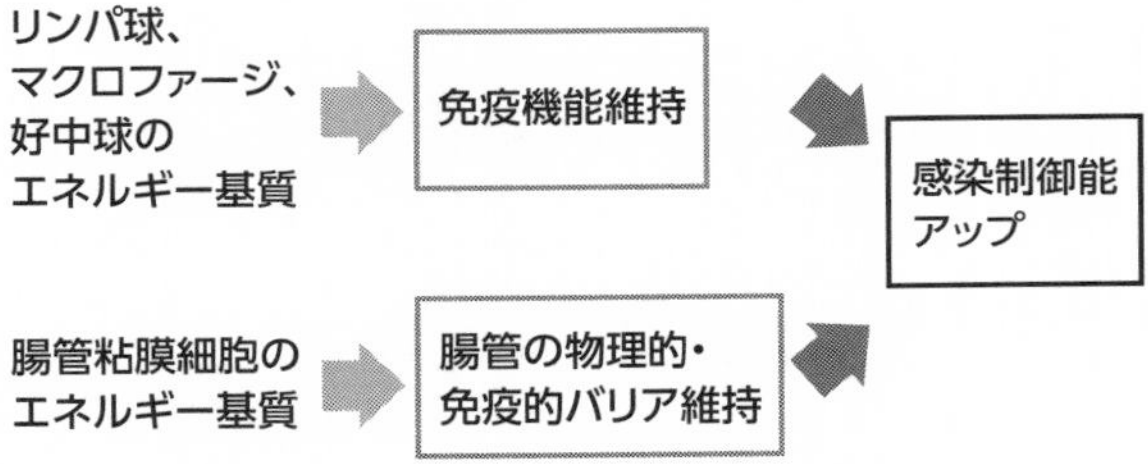

解されてできる酪酸です）。

グルタミンは筋肉などで合成され、体に負担のないときなら栄養素としてあえてとる必要はありません。ただし、体に負担がかかったとき、たとえば病気やダイエットや激しいストレスを受けると、大量に消費されて足りなくなってしまうので、外からとり入れる必要が生じます。

肉、魚、卵などに多く含まれますが、40℃以上で性質が変わってしまうため、生《なま》でとる必要があります。魚の刺身、卵かけご飯にしてとるといいでしょう。

グルタミンを主食でとるなら発芽大麦があります。大麦を発芽させ、外側の部分も削らずに食べやすくしたもので、毎日おいしくとることができます。

お刺身をちょっと豪華にした、グルタミンリッチな「マグロのカルパッチョ」のレシピを次にあげておきましょう。

〈マグロのカルパッチョのつくり方〉

▼材料（1人分）

マグロ刺し身用……100g
塩・こしょう……各少々
オリーブオイル……大さじ1／2
レモン……1／10切れ
チャービル（飾り用）

▼つくり方

①マグロは薄く切って皿に並べる。
②上から、塩・こしょう、オリーブオイルをかける。
③レモンをのせ、あればチャービルを飾る。

51「納豆」は最強のアンチエイジング食

納豆には腸を働かせるオリゴ糖、水溶性食物繊維、発酵によりできた植物性乳酸菌など、腸にいい成分がいろいろ含まれています。それだけでなく、納豆には体にいい成分をたくさん含んでいます。

よく知られているのが、納豆菌がつくりだすナットウキナーゼという酵素による「血液サラサラ効果」です。

さらに、納豆に含まれるビタミンK、なかでもビタミンK２は骨の形成に重要なビタミンで、骨粗しょう症の予防や治療に有効です。大豆自体に多く含まれるカルシウムも骨を丈夫にしてくれます。大豆イソフラボンは女性の更年期症状を軽くしてくれます。

また、納豆（大豆）のタンパク質はとても良質で、アミノ酸スコア（タンパク質の量と必須アミノ酸がバランスよく含まれているかを示す指標）を見てみると、卵や肉類と同じ１００です。筋肉の衰えからくる転倒やサルコペニア（加齢とともに筋肉の量が減少する老化現象の一つ）の予防にも欠かせない食材です。

このように納豆の健康効果はじつにさまざまです。納豆に含まれる成分ごとにまとめておきましょう。

〈納豆の健康効果〉

・植物性乳酸菌・オリゴ糖・水溶性食物繊維……腸内環境を整える
・ナットウキナーゼ……血栓を溶かす
・ビタミンK……骨を丈夫にする／疲労回復
・カルシウム……骨を丈夫にする
・イソフラボン……更年期症状を軽くする／がん予防
・タンパク質……血栓を溶かす
・ビタミンE……抗酸化作用
・レシチン……悪玉コレステロールを減少させる／脳を活性化

「納豆は毎朝食べている」という年配の方は多いと思いますが、私は、クリニックの高齢の患者さんに、納豆にエキストラバージン・オリーブオイルを加え、「オリーブ納豆」として食べることをおすすめしています。

納豆とオリーブオイルのダブル効果で、腸には最高の組み合わせです。つくり方は、次のようにとても簡単です。

〈オリーブ納豆のつくり方〉

▼材料（1人分）

納豆……1パック

エキストラバージン・オリーブオイル……大さじ1（15㎖）

▼つくり方

①納豆にオリーブオイルを大さじ1杯かけて混ぜる。

＊細かく切ったキムチや生卵などを加えると、さらに栄養価がアップします

52「マグネシウム」は便秘薬の成分にも使われる

マグネシウムは大腸で水分を吸って便をやわらかくし、ふくらんで腸を刺激して排便を促します。こうして腸の運動力を高めてくれるのです。「にがり」が便秘にいいとされるのは、その成分のマグネシウムによるものです。

この働きを利用してつくられたのが、便秘の治療薬である酸化マグネシウム系下剤で、日本では100年以上も前から使われています。

ちなみに2011年2月の厚生労働省研究班の報告では、マグネシウムを多く摂取する男性は大腸がんのリスクが有意に低いとされています（ただし、女性においては有意な関係が認められませんでした）。

また、マグネシウムは、体内でエネルギーをつくりだすときに補酵素として働く大切なミネラルでもあります。エネルギーをつくりだすプロセスのなかで、じつに10種類以上の酵素がマグネシウムを必要とします。ほかにも、余分な脂肪分が体内に吸収されるのを抑

(図表4-7) マグネシウムをたくさん含む食品（100g中）

ひじき（干）	640mg
焼のり	300mg
落花生（乾）	170mg
昆布（乾）	540mg
納豆	100mg

きんめだい	73mg
牡蠣	65mg
あさり（生）	100mg
ほうれん草（茹）	40mg

日本食品標準成分表 2020 年（八訂）

(図表4-8) マグネシウムの食事摂取基準推奨量（1日）

	男性	女性
18 ～ 29 歳	340mg	270mg
30 ～ 64 歳	370mg	290mg
65 ～ 74 歳	350mg	280mg

健康長寿ネット

える働きもあります。

このようにマグネシウムは腸活だけでなく、健康維持に必要不可欠な栄養素なのですが、甘いものの食べすぎや発汗、ストレスなどによって体外に排出されやすいという弱点があります。気になる方は、意識して多めにとるようにしましょう。ただし、腎機能が落ちている人は、サプリメントなどで大量に摂取するのは避けたほうがいいでしょう。

マグネシウムを多く含む食品は昆布、ひじき、あさりなどですが（図表４－７参照）、食の欧米化で食べる量が減ったものが多く、日本人のマグネシウムの摂取量は推奨量（図表４－８参照）を下回っているのが現状です。

53 だしに含まれる「グルタミン酸」は胃腸を活発にする

グルタミン酸はうまみ成分の一種で、昆布、カツオぶし、煮干し、干ししいたけなどからとる「だし（出汁）」に多く含まれています。市販のうま味調味料にも含まれています。このうま味の正体が、おもにカツオや干ししいたけなどの出汁に含まれるグルタミン酸です。

うま味を感じるのは、舌だけではありません。じつは胃にもうま味を検知するところがあり、その情報はセロトニン（神経伝達物質）を介して脳と全身へと伝えられます。その結果、胃の働きが活発になるのです。

また、食事から摂取するグルタミン酸の一部がグルタミンとなって腸管のおもなエネルギー源にもなります。グルタミンとグルタミン酸という〝似て非なる〟コンビは、いずれも腸の健康維持には欠かせないものなのです。

ほかにも、グルタミン酸には、脳のエネルギー源として脳の活動を活発にしたり、アンモニアを解毒して疲労を回復する効果もあります。

具だくさんの味噌汁などで、グルタミン酸を補いましょう。グルタミン酸はほかに、納豆、豆腐、味噌、しょう油などの大豆発酵食品や、チーズ、緑茶、トマト、白菜、イワシなどにも多く含まれます。

54 砂糖をやめて腸にいい「オリゴ糖」を

最近では砂糖に代わる甘味料として、すっかりおなじみなのがオリゴ糖です。その多くは「難消化性」で、胃でも小腸でも分解されずに大腸まで届くので、食物繊維と同様に善玉菌のエサとして働き、腸内の細菌バランスを整えてくれます。慢性便秘症の患者さんにオリゴ糖をとってもらった調査では、ほとんどの人に便通改善効果が見られました。

オリゴ糖を1日3gとると、腸内の善玉菌のビフィズス菌が数倍に増えるというデータもあります。腸内のビフィズス菌が増えると、腸内環境がよくなり、便秘や下痢、腹部膨満感などが改善され、腸の病気の予防につながります。

ちなみに、オリゴ糖は母乳に多く含まれ、それを飲んでいる赤ちゃんの腸内には善玉菌が増えるため、赤ちゃんの便は臭くないのです。

またオリゴ糖は、ビフィズス菌と同じ善玉菌の酪酸産生菌のエサにもなります。酪酸産生菌は大腸のエネルギー源となる酪酸をつくりだすので、オリゴ糖は加齢で弱った腸の働きを高めるためにもとても重要です。

さらに、「難消化性オリゴ糖」は、小腸で吸収されずに大腸に到達するので、血糖値を上げることもなく、糖尿病が心配な方にも有効です。

オリゴ糖の摂取目安は１日あたり３～５g。ふだん使っている砂糖を、甘味料のかたちで販売されているオリゴ糖におきかえたり、オリゴ糖を含む食材を積極的にとったりしていただければと思います。

とくに、地中海式和食の甘味料として、またお菓子づくりやコーヒー、紅茶の砂糖がわりとして応用できます。ただし、オリゴ糖は砂糖より甘みがさっぱりしているので、使いすぎに注意し、無添加のものを選びましょう。

オリゴ糖にはたくさんの種類があります。代表的なものは、フラクトオリゴ糖、大豆オリゴ糖、イソマルトオリゴ糖などです。これらを含むおすすめの食品は次のとおりです。

▼発酵食品……味噌／しょう油／はちみつ／清酒など

・イソマルトオリゴ糖を含む。

▼大豆・豆類……きな粉／納豆／豆腐／豆乳／蒸し大豆／いんげん豆／えんどう豆／小豆など

・大豆オリゴ糖を含む。ほかのオリゴ糖より少量でも便秘解消効果がある。

▼野菜……にんにく／バナナ／玉ねぎ／ねぎ／ごぼう／たけのこ／とうもろこし／アスパラガス／エシャロット／キャベツなど

・それぞれに含まれるオリゴ糖が違う。フラクトオリゴ糖、キシロオリゴ糖、ラフィノースなど。

55 「ココア」は食物繊維が豊富で体を温める効果も抜群

ココアはチョコレートと同じように、カカオ豆を発酵してつくられます。カカオ豆は、食物繊維が豊富で、１００ｇあたり23・９ｇも含まれています。内訳は８割が不溶性、２割が水溶性で、２種類の食物繊維がしっかりとれます。

とくに、カカオリグニンという食物繊維は、消化されずに腸まで届くため、古くから腸の不調を改善する効果があることが知られていました。

また、ココアに含まれるカカオポリフェノールには強い抗酸化作用があり、腸だけでなく、全身の老化防止、血流促進や血糖値上昇の抑制など、さまざまな健康効果が認められています。ココアのカカオポリフェノール含有量は、紅茶やウーロン茶のじつに４倍です。

さらに、温かいココアには腸を温める効果も期待できます。

以前、ホットココア飲料の保温力がどれほどのものなのかを、森永製菓の協力のもとに実験したことがあります。その結果、ココア濃度が上がるほど、ココア飲料の粘度が高くなるため保温力が高くなるとともに、ココア油脂による油膜が温度を下げるのを防いでいることがわかりました。

大腸を温め、冷えと停滞腸に有効なドリンクとして考案したのが、「オリーブ・ココア」です。間食のときの飲み物としてお試しください。

〈オリーブ・ココアのつくり方〉

▼材料（1杯分）

ココアパウダー（無糖）……小さじ2

エキストラバージン・オリーブオイル……小さじ1〜2

オリゴ糖……小さじ2〜3

▼つくり方

①カップにお湯とココアパウダーを入れて、よくかき混ぜる。

②オリゴ糖を入れ、最後にエキストラバージン・オリーブオイルを入れる。

56「ハーブ」や「スパイス」の温め効果を活用する

香りや辛味を加えたり、臭みを消したりしてくれるハーブとスパイスですが、どちらも日本でいう生薬に相当するもので「薬効」があります。

食欲増進、疲労回復、強壮、殺菌などさまざまな作用があり、なかでも「胃や腸の働きをよくする効果」はほとんどのハーブやスパイスに共通しています。

よく知られているものには、ジンジャー、ペパーミント、シナモンなどがあり、私はこれらを使って、腸の機能を高める飲み物として患者さんにおすすめしています。

また、冷えで弱った腸には、腸の温め効果が高いターメリック、シナモン、ジンジャー、クローブなどのスパイスをたっぷり使ったカレーがよいでしょう。とくにターメリックは、その成分のクルクミンに抗がん作用がある可能性が指摘され、注目が集まっています。

ハーブやスパイスを料理に使うと、塩分を減らせることもメリットです。たとえば、カレー粉やペッパー（こしょう）、ガーリック、タイム、唐辛子などです。これらの刺激によって味に厚みが増し、塩分控えめの料理もおいしく食べられるようになります。

よく使われるハーブやスパイスには次のようなものがあります。高齢者の方の場合、食べ物の味付けが好みのものに固定しがちですが、これらを料理にとり入れて、食生活に変化を与えていただければと思います。

▼ペパーミント

別名「薄荷《はっか》」。腸の働きをよくし、腸のガスを排出する作用や、殺菌、抗ウイルス作用、解毒作用のほか、胃をすっきりさせる働きがあります。

▼シナモン

別名「桂枝《けいし》」。体を温める、余分な水分を排出する、血糖値や血中コレステロールの数値を改善する作用もあります。

▼ローズマリー

血行を促し、消化機能を高めます、強力な抗酸化物質を含み、「若返りのハーブ」ともいわれます。

▼クローブ

鎮痛効果・抗菌効果にすぐれ、「歯医者さんのハーブ」ともいわれます。含まれるオイゲノールには抗酸化作用があり、消化を促し、体を温めます。

▼フェンネル

消化を助け、胃腸にたまったガスをとり除きます。利尿・発汗作用があり・ダイエット効果のあるハーブとして知られています。

▼ブラックペッパー

毒素を排出し、消化を促します。強力な殺菌、消毒作用もあります。

▼ターメリック

別名「ウコン」。クルクミンという成分が肝臓の働きを高めます。血液浄化、解毒作用などがあり、がん予防の可能性も指摘されています。

▼ジンジャー（しょうが）

ショウガオールなどの辛味成分が血液循環を促し、体を温めます。胃腸の働きを助け、消化促進効果もあります。

▼タイム

強い殺菌作用と抗ウイルス作用があります。消化促進効果やリラックス効果もあります。

57 「シナモン」＆「ジンジャー」で体を芯から温める

シナモンとジンジャーは、ともに体を温める作用が強いハーブです。現在では、料理や飲み物に使うイメージがありますが、古くから漢方製剤としても用いられてきました。

この2つを使用している漢方製剤に「桂枝加芍薬湯《けいしかしゃくやくとう》」があります。これは体が冷えやすい人や胃腸が弱い人に有効とされ、お腹の張りが強い、痛みがあるなどの症状に処方されます。臨床の現場では、過敏性腸症候群（下痢型）の治療薬としても処方されてきました。

こうした薬効をヒントに私が考案したのが、シナモンとジンジャーをお湯に入れるだけの、手軽なシナモン・ジンジャーティーです。〝体を芯から温める〟効果を、ぜひ実感してください。

〈シナモン・ジンジャーティーのつくり方〉

▼材料（1杯分）

シナモンパウダー……小さじ1

チューブ入りおろししょうが……1㎝

オリゴ糖……小さじ2

▼つくり方

①カップにシナモンパウダーとおろししょうが、オリゴ糖を入れる。
②①にお湯を注ぎ、混ぜれば完成。

58 お腹にたまったガスを出す「ペパーミント」

ペパーミントには、お腹にたまったガスを排出させたり、腸管のけいれんを抑えたりする働きがあります。かつて医療の現場では、たまったガスの解消のために、薄荷油入りの湿布をお腹に貼る「メンタ湿布」がよくおこなわれていました。

またドイツなどヨーロッパでは、便秘などでガスがたまることで起こる腹部膨満感を解消するのに、ペパーミント入りの水を飲む習慣があります。こうした働きは主成分のメントールによるもので、筋肉の収縮や緊張をほぐす作用があるのです。

このほかにもペパーミントには消化不良や胸やけを解消する作用、血管拡張作用や殺菌・抗ウイルス作用、鎮静作用などもあります。血管拡張作用があるということは、血液循環を促す働きが期待できるということ。高齢者の冷えからくる腸の症状をよくするうえで、とくにおすすめのハーブです。

ペパーミントとジンジャーのよいところをあわせ持っているのが、私の考案したペパーミント・ジンジャーティーです。ペパーミントによる強力な健腸作用、ガス排出作用に、ジンジャーの持つ体を温める作用が加わって、高齢者の腸活におすすめです。デトックス効果もあり、「毒出しティー」とも呼んでいます。

〈ペパーミント・ジンジャーティーのつくり方〉

▼材料（1杯分）

ペパーミントティー……1杯分
レモン汁……大さじ1〜2
チューブ入りおろししょうが……1cm

オリゴ糖……小さじ2

▼つくり方

①カップにペパーミントティーのティーバッグを入れてお湯を注ぎ、レモン汁、しょうが、オリゴ糖を加えてよく混ぜる。

59 ツナ缶やカマボコから「ＥＰＡ」「ＤＨＡ」をとる

以前、日本や世界のさまざまな長寿地域の伝統食を調べたことがありますが、共通しているのは「とにかく魚をよく食べる」ということでした。

その秘密は、魚の油に含まれるＥＰＡ（エイコサペンタエン酸）とＤＨＡ（ドコサヘキサエン酸）にあります（図表４－９）。これらは「オメガ３脂肪酸」と呼ばれる脂肪酸の一種です。

（図表4-9）EPA・DHAのおもな機能

	EPA	DHA
存在部位	脳を除く各組織のリン脂質	脳神経、網膜細胞、心筋、精子、好酸球
機能	①血栓の予防 ②脳梗塞の予防 ③心筋梗塞の予防 ④動脈硬化の予防 ⑤がんの予防 ⑥アレルギーの予防 ⑦中性脂肪の低下	①学習機能向上 ②視力低下抑制 ③動脈硬化の予防 ④がんの予防 ⑤アレルギーの予防 ⑥老年性認知症の予防

（図表4-10）おもな魚に含まれるEPA・DHA

魚	EPA(g)	DHA(g)	計(g)
アジ(180g・98kcal)	0.33	0.61	0.94
サバ(80g・162 kcal)	0.97	0.20	1.17
サンマ(150g・326 kcal)	0.89	1.47	2.36
ブリ・天然(120g・308 kcal)	1.08	2.14	3.22
サケ(120g・160 kcal)	0.59	0.98	1.57
タラ(100g・77 kcal)	0.04	0.07	0.11
アジの開き(130g・143 kcal)	0.26	0.65	0.91
マグロ・赤身(5切60g・75 kcal)	0.02	0.07	0.09
マグロ・トロ(4切60g・206 kcal)	0.78	1.73	2.51

オメガ3脂肪酸は、血管を丈夫にして血液をサラサラにし、また脳の働きを活性化します。さらに大腸がんの発生を抑制することも報告されています。また、腸管免疫の働きをよくする可能性もあるといわれています。

EPAとDHAは、魚のなかでも、とくに青魚（サンマ、サバなど）の油に多く含まれています（図表4－10）。青魚以外でも、マグロ、カツオの目のまわりにも豊富に含有されています。

日本人は1990年代までは比較的魚をたくさん食べていて、全摂取カロリーの6％は魚の油から得ていましたが、その後は減少傾向にあり、現在では意識的にとらないと不足しがちになっています。

ところが、魚については「調理が面倒」「骨があって食べにくい」など敬遠する人が少なくありません。そんな人におすすめしたいのが、鮭フレークやツナ缶、かまぼこなどの魚の加工食品です。魚を食べるのと効果は同じです。チャーハンやサラダなどに加えるといいでしょう。

また、魚の生臭さが苦手な人は、たとえばローズマリーやフェンネルなどのハーブを使ってみましょう。オリーブオイルをかけてアクアパッツァ（魚介類をトマトとオリーブオイルなどとともに煮込んだ料理）にするのもおすすめです。

60 「味噌汁」は麹菌・植物性乳酸菌が豊富な最強の汁物

味噌は植物性乳酸菌の宝庫。大豆や米、麦などの原料に麹菌、酵母菌、乳酸菌などの微生物が働くことによってつくられています。

なかでも植物性乳酸菌が多いのは、麦からできる「麦味噌」です。麦味噌用の麦麹には、腸の機能を高めるうえで欠かせない水溶性食物繊維のβ－グルカンが豊富。麦味噌を昔からよく使う愛媛県は、大腸がんの発生率が少ない県の一つです。

どんな味噌も腸にいい働きをすることは間違いないので、好みのものを試してほしいと思います。

味噌汁を毎日飲むことの唯一の心配事は、塩分のとりすぎでしょう。高血圧気味の人が注意しなければならないところですが、野菜や豆腐などをたっぷり入れて、具だくさんの味噌汁にするとその心配も軽減できます。

具をたくさん入れれば、汁の量が少なくなり、味噌の量も減って、塩分を減らすことが

（図表4-11）「具だくさん味噌汁」の効果

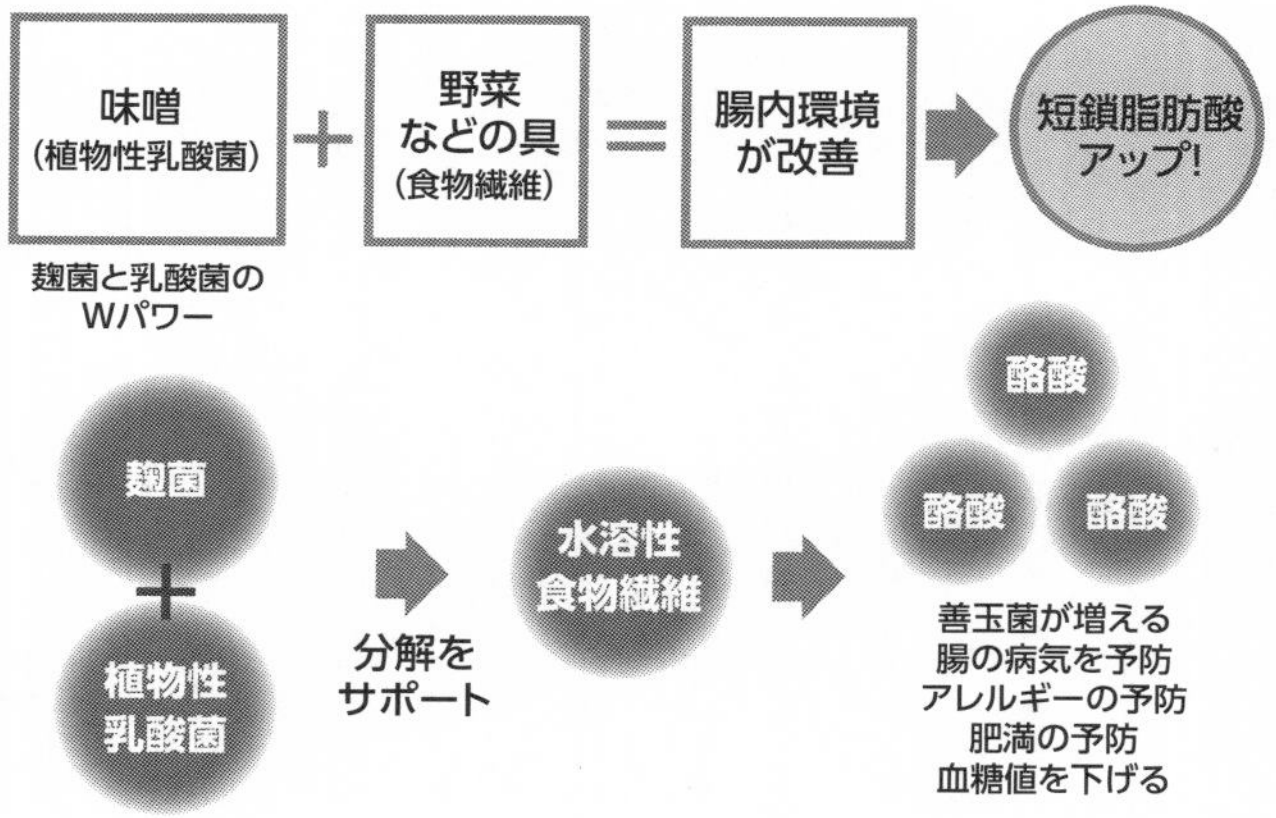

できます。食物繊維やビタミンなどの栄養素もいっきにとれて効率的です。

つくるのが面倒なときは、インスタントの味噌汁でもかまいません。ここに、長ねぎを入れたり、キムチや納豆を入れたりと、手間がかからず、腸も喜ぶ食べ方を工夫してみてください。

61 胃腸が弱って油が苦手な人に「MCTオイル」

高齢になると胃や腸の働きが衰え、とくに油が苦手という方が増えます。なかでも、ゲップや胸やけなどの逆流性食道炎や胃炎などの症状がある人は、油をとると症状が悪化することも多いので、油を極力とらなくなってしまうことになりがちです。

このような食生活を長期間続けていると、摂取カロリー不足になり、フレイル（筋力や心身の活力が低下し、介護が必要になりやすい虚弱な状態のこと）におちいる人さえいます。

また、カロリー不足の人は、体力が衰えて排便のときのいきむ力も弱まり、便秘を悪化させることにもつながるので要注意です。

こうした事態を避けるためには、油が苦手な方は油をとことん控えるのではなく、胃腸に負担をかけない油を意識してとることです。そこでおすすめしたいのが、ＭＣＴオイル（中鎖脂肪酸オイル）です。

ＭＣＴオイルは、食道や胃腸への負担が少なく、しかも体に脂肪がつきにくい油なので、油が苦手な高齢者向きの油といえるでしょう。

ただし、熱には強くないので、炒めものなどには使えません。たとえば、ノンオイルのドレッシングとＭＣＴオイルを１対１で混ぜて温野菜や生野菜にかけたりしてとると、おいしくて、しかもカロリーを補えます。

ほかにも、ミルクコーヒーのなかに入れてブレンダーでちょっとかき混ぜると、カフェラテに似た食感になって、おいしく摂取できます。ミルクココアに入れてかき混ぜて飲んでも、おいしいです。

62 甘酒でビフィズス菌が増える。さらに温め効果も！

最近、腸にいい発酵食品として日本の伝統食である甘酒が人気を集めています。甘酒は、奈良時代の『日本書紀』や平安時代の『延喜式《えんぎしき》』にも登場する起源の古い飲料で、江戸時代には一般に飲用されたとの記述があります。

その主原料には酒粕《さけかす》と米麹《こめこうじ》があり、酒粕あるいは米麹の一方のみを用いてつくられる甘酒も多く存在します。

酒粕や米麹には、善玉の腸内細菌のエサになる食物繊維やオリゴ糖が豊富に含まれ、腸

（図表4-12）甘酒の麹菌が腸内のビフィズス菌を増やす

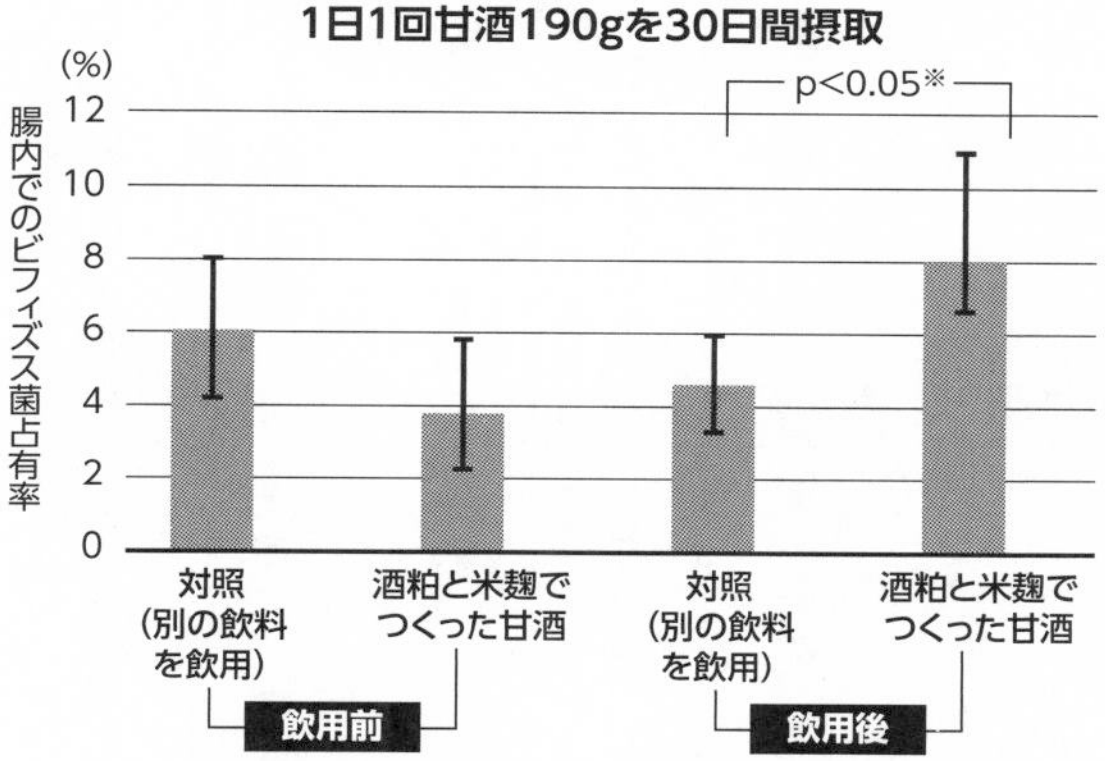

※「p<0.05」は「この値が偶然生じた確率が5%未満」であることを意味し、つまり「この値は必然的な結果」ということになる

内環境の改善、肥満の抑制、脂質代謝の改善、コレステロール上昇の抑制、血圧上昇の抑制、骨粗しょう症・血流の改善、健忘症の予防など、たくさんの効能があることがわかっています。

また、スーパーマーケットなどで売られている甘酒は、「酒」と名がつくものの、アルコール分は微量、もしくはノンアルコールのものが一般的です。ノンアルコールのものを選べば、アルコールが苦手な人でも、安心して飲むことができます。

私のクリニックでは、軽度便秘症と診断された方でも、糖質の摂取量に注意を要する他の疾患（たとえば、糖尿病など）がなければ、水分摂取の一環として、甘酒の飲用をすすめています。発酵食品であることから、腸内フローラを改善して腸の働きを高めることが期待できるのです。

私の調査では、図表4-12に示すように、軽度慢性便秘症の方に甘酒（酒粕と米麹でつくった甘酒）を30日間毎日摂取していただいた結果、腸内のビフィズス菌が有意に増加しました。

しかも、甘酒を温めて飲めば、内側から腸を温めるのにも役立ち、腸の冷え対策にも大いに効果を発揮します。

これも私の調査ですが、①甘酒、②15％濃度のでんぷん水溶液、③15％濃度の砂糖水、④純水（不純物を含まない水）の、それぞれの保温効果を調べたところ、温度が1度下がるまでに最も長い時間を要したのは①の甘酒でした。甘酒の温度保持効果はその後も続き、①、②、③の順に温度が高く保たれたのでした。

この結果からも、甘酒の保温効果がいかに優れているかがうかがえます。

甘酒の健康機能に関する研究も進められています。

試験管内での実験ではありますが、甘酒に含まれる麹菌には、タンパク質を分解する酸性プロテアーゼという酵素が含まれており、これが腸内でビフィズス菌を増加させることが報告されています。

日本の伝統食である味噌も麹菌でつくられるので、味噌汁などを日常的に飲むことで、同時に酸性プロテアーゼをとり込むことになり、結果として腸内のビフィズス菌が増えることは容易に想像できます。

じつは、麹菌は、日本の「国菌」に指定されていて、日本以外で麹菌を活用しているのは、チーズに使用するフランスや中国の一部の地域を除いて、きわめてまれです。

先に、「日本人は世界で一番、腸内のビフィズス菌量が多い」と紹介しましたが、もしかしたら、麹菌を含む味噌、甘酒、酒粕を大昔からとってきたという食文化の伝統と関係しているのかもしれません。

第5章
70代からの日本人の体質に合った腸活
【生活習慣編】

63

70歳からの服装

温かくするだけでなく、ここにも注意

高齢者の腸にとって「冷え」は大敵。とくに、寒い冬の戸外や、夏の冷房がきいた室内では、腹部がしっかり保温される服装を心がけましょう。腹巻きを使うのもよい方法です。

冬は、分厚いコートを着ればよいというわけではなく、重ね着で空気の層を間につくるのがコツです。

体を締めつけないことも重要です。体熱を運ぶのは血液ですから、体を締めつけて血流を妨げる服装だと、熱が体に巡りにくくなります。とくに下着は、肌の締めつけの少ないものを選んでください。きつい靴による足の締めつけも血流を悪くするのでNGです。

冬場は、着ぶくれして血行が悪くなる場合もあるので、ある程度ゆったりしていながら、冷気の侵入しないデザイン（首・手首・足首がガードされている）の服を選びましょう。

上半身は厚着しながら、下半身は薄着というのも、腸を冷やす服装です。全身に血液を回す服装をすることです。

それによって肌の色ツヤもよくなってきます。体を冷やさない、体を締めつけない服装は、腸にも美容にもよいのです。

64
70歳からの冷暖房

「10度の法則」に気をつけて冷暖房を賢く使う

寒さが腸を冷やすのはもちろんですが、同時に「寒暖差」にも気を配ることが大切です。私のクリニックで統計をとったところ、10度以上の急激な寒暖差があると、定常な気温のときに比べて、便秘の患者さんが約3倍に増えることがわかりました。

私たちの体には、絶妙な体温調節機能が備わっています。そのおかげで、外気温の変化にかかわらず、37度前後の体温を保つことができるのです。その機能の中心が自律神経（意思とは無関係に体の機能を調節している神経）です。

寒暖差が大きくなると、この自律神経の働きが鈍り、調節が追いつかないケースが出てきます。自律神経の働きは、加齢とともに衰えることがわかっているので、高齢者は、なおさら寒暖差の影響を受けます。

その結果として、腸がダメージを受け、動きが鈍って、さまざまな腸の症状となって表れるのです。寒暖差が10度以上になると、腸への負担が急激に増すことがわかったので、私はこれに「10度の法則」と名づけました。

この法則は、冷暖房によって10度以上の寒暖差が生じる場合も同じです。

1日の寒暖差は朝夕の気温の違いなどで生じますが、冷暖房を使用している場合は、戸外に出たときなどに一瞬にして寒暖差が生じるので、よりいっそう自律神経と腸への負担が増すと考えられます。

また、最低気温が10度以下になると、急にブレーキがかかったように腸の働きがダウンし、症状が悪化することがあるので注意しましょう。

65 70歳からの姿勢
猫背や前かがみ姿勢は腸の動きを妨げる

腸の健康を考えるとき、「姿勢」は見逃しやすい要素です。「姿勢と腸にいったいどんな関係が？」と思われるかもしれませんが、実は密接につながっています。

イスに座っているときや家事をしているときなど、無意識のうちに猫背になっている人は多いもの。高齢者の場合、腹筋の衰えなどからも、前かがみの姿勢になりやすいのです。

猫背や前かがみの姿勢を続けていると、腹部が圧迫されて血流が悪くなり、腸の動きが停滞しやすくなります。

（図表5-1）腸に負担をかけない正しい姿勢

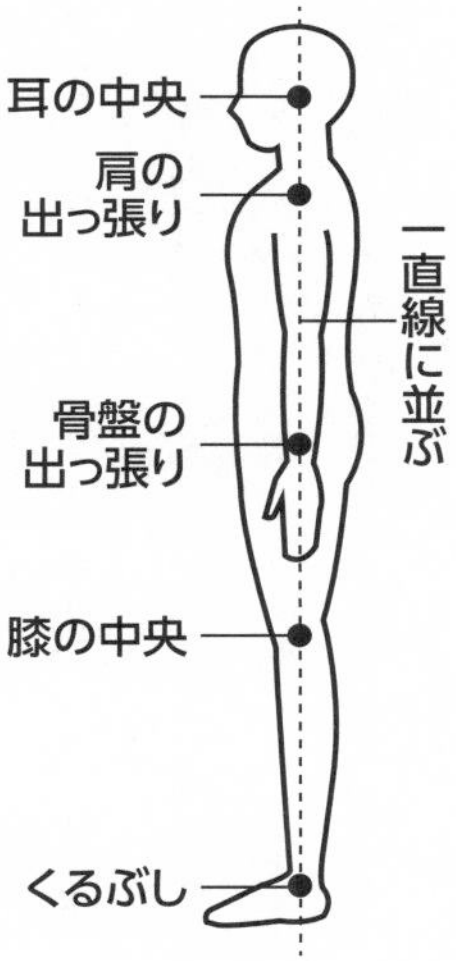

正しい姿勢の目安は、耳・肩・骨盤の左右の出っ張りが一直線に並ぶ状態です。立ち姿勢では、さらにひざとくるぶしも一直線上になるようにします。

イスに座るときは、深く腰かけて背もたれに背中をつけた状態で、上の条件に近づくように背もたれを調整しましょう。

66 体内時計に合うタイミングで食べる

70歳からの食事の時間

近年、「体内時計」というものが注目されるようになりました。その研究により、体内のさまざまな臓器や器官は、特有のタイムテーブルに従って活動しており、それを脳の指令を受けた自律神経が統合していると考えられています。

体内時計にそった生活をすれば、臓器の働きを保ち、高めることができ、脳との不協和音を起こしにくくなります。逆に、体内時計を無視した生活を続けていると、臓器の働きを妨げるだけでなく、自律神経のバランスをくずすことにつながります。

腸のタイムテーブルでは、最も活発に動くのが朝です。朝にしっかり食事をとることで、腸は活発に動き出し、スムーズな排便が起こります。

ただし、せっかく朝食をとって便意が起こっても、トイレに行く時間の余裕がないと、逆効果になります。時間がなく、あせって緊張した状態では、自律神経のうちの交感神経の働きが高まるので、大腸の活動自体が抑えられてしまうからです。

（図表5-2）モチリン分泌のイメージ

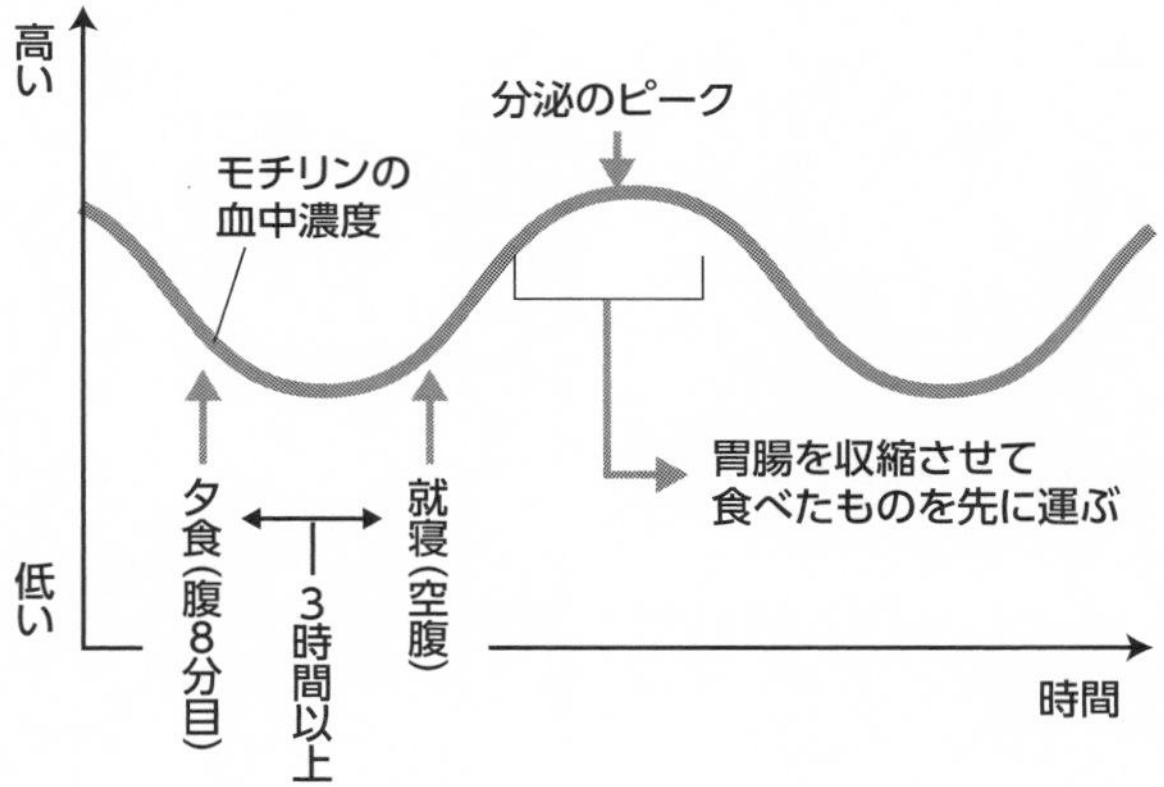

腸のためにも、朝は時間的な余裕を持つことが大切です。朝にリラックスして排便できると、腸の調子がよくなり、体内リズムも整いやすくなります。

午前中は、交感神経の働きが高まり、腸の動きは緩やかになります。一方、脳は活発に動き、消化器がお休みモードに入っている状態です。

これを数時間続けたあと、昼食をとることは、脳をクールダウンさせるという意味もあります。ただし、昼食後、あわただしく心身が活動状態に入ってしまうと、消化作業が不十分なうちに緊張状態がつくられるため、腸のバランスをくずすことになります。

昼食後は、できれば1時間ほどゆったり過ごしてください。

夕食は、なるべく寝る3時間前までにすませます。寝る直前に食べると、消化が不十分なまま寝ることになり、翌朝の胃もたれや食欲不振につながり、胃腸の不調の連鎖を招くことになるからです。

また、夜間などの空腹時には、十二指腸からモチリンというホルモンが出ます（図表5-2）。このホルモンは、腸のぜん動運動を促し、腸内をきれいに掃除してくれます。その結果、便が大腸の先のほうに進んでいる状態で、朝を迎えます。そのタイミングで朝食をとることで、スムーズな排便が促されるのです。

モチリンは空腹にならないと分泌されないので、寝る直前に食事をすると、その分泌が妨げられます。腸のタイムテーブルにいい循環をつくりだすためにも、遅くとも夕食は寝る3時間前までにすませましょう。

67 70歳からの睡眠 深い眠りで成長ホルモンの分泌を促す

睡眠中は、さまざまなホルモンが脳から分泌されますが、なかでも重要なのが成長ホルモンです。

成長ホルモンという名前から、高齢者には必要がないと誤解する人もいますが、高齢者にとっても非常に大切なホルモンです。成長ホルモンは、細胞の修復や再生を促すので、基本的な体の代謝を活発にして若さを保つには不可欠だからです。

腸壁の細胞は、数ある器官・臓器のなかでも、とくに生まれ変わるサイクルが早いことで知られています。その代謝に関わっているのが、成長ホルモンです。

それだけに、成長ホルモンをしっかり分泌することは、腸の健康にとって、とても重要です。

私たちが眠りにつくと、深いノンレム睡眠と浅いレム睡眠が交互に訪れます。成長ホルモンが分泌されるのは、そのうちの深いノンレム睡眠のときです。なかでも、眠りについたあと、最初に訪れる深いノンレム睡眠時に、成長ホルモンが多く出ることがわかっています。

ですから、成長ホルモンの分泌を促すには、寝入りばなの睡眠を深くすることが大切です。そのためのポイントになるのが、体温のコントロールです。

私たちの体温は、日中の活動時は高く、夜は下がります。その体温低下の幅が大きいほど、寝つきがよくなり、深く眠れるしくみになっています。

そこで、眠りにつく少し前に入浴やストレッチなどで体温を上げておき、そこから体温が下がるタイミングで寝るようにすると、深く眠れて成長ホルモンの分泌が促されます。そうすれば、代謝の激しい腸の細胞の機能もしっかり支えられるわけです。

体内時計や自律神経のリズムからいうと、できれば夜は10～11時には眠りにつくのがベストです。それを過ぎてしまう場合でも、体温の低下するタイミングを逃さないようにすることで、深い眠りを確保しやすくなるのでお試しください。

68 70歳からの運動 30分に1回、席を立つことから始めよう

日常的に腸の働きをよくするためには、適度な運動によって腹部の血流をよくすることが欠かせません。世界がん研究基金と米国がん研究協会の共同研究によると、大腸がんのリスクを下げる最も確実な要因は「身体活動」、つまり運動だとされています。運動は、腸によい影響を与えるだけでなく、生活習慣病全般の発症リスクを抑える「即効薬」といえます。

たとえば、運動をすることで筋肉がブドウ糖を消費し、血糖値を素早く低下させることができるのです。インスリンの大量分泌が防げ、脂肪蓄積の抑制にもつながります。さらに腸管運動もよくなるのです。

とはいえ、ただやみくもに体を動かせばいいというわけではもちろんありません。運動を安全に、かつ効率よくおこなうには、いくつかの注意点があります。とくに高齢者の場合、次の点に気をつけてください。

①起きたての体は水分量が低下し、血液もドロドロになっている。その状態で運動をすると、心筋梗塞や脳卒中を起こすリスクが高まる。水を飲んでもすぐには吸収されないので、起床後1時間以内の運動は避ける。
②食事前に空腹状態で運動をすると、インスリン治療中や一部の経口血糖降下薬内服中の糖尿病患者さんは、血糖低下による強い空腹感を覚え、食事の量が増えてしまうことがあるので注意。
③食事終了直後の運動は、胃腸への負担になるので避ける。
④きついと感じる運動は長続きしない。日々続けられ、習慣化できる、自分に合った運動を見つけること。

いきなり「さあ、運動しましょう」といわれても、ハードルが高いと感じられる高齢者も多いでしょう。そんな方は、まずは長時間の座りっぱなし生活を避けることから始めてみてください。

30分に1回は席を立って、少しでも体を動かすようにしましょう。これだけでも腸管運動が抑制されるのを予防できます。

69 70歳からのウォーキング 散歩や買い物の行き帰りの道のりを使う

高齢者がチャレンジできる運動として、最も手軽で効果的なのがウォーキングです。ウォーキングは、血流をよくすると同時に、日頃運動不足になっている人にとっては、腹筋、背筋、下半身の筋肉のトレーニングにもなります。

加齢や運動不足などで、腹筋や背筋、下半身の筋肉が衰えることも、腸が弱る一因になります。

それを防ぎ、改善するためには、ウォーキングが役立ちます。

わざわざ時間をとって、「これからウォーキングするぞ」と構えなくても、ふだんの散歩や駅までの道のり、買い物の行き帰りなどで、意識的に図表５－３のような歩き方をす

（図表5-3）腸の働きをよくする「ウォーキング」

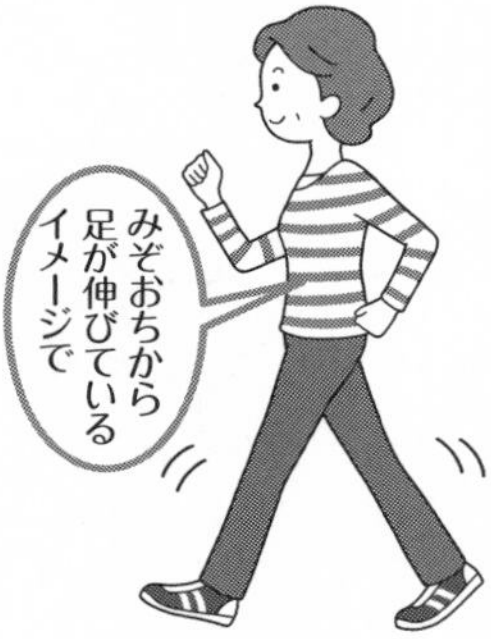

①背すじを伸ばし、頭が上から吊るされている意識で首も伸ばす。

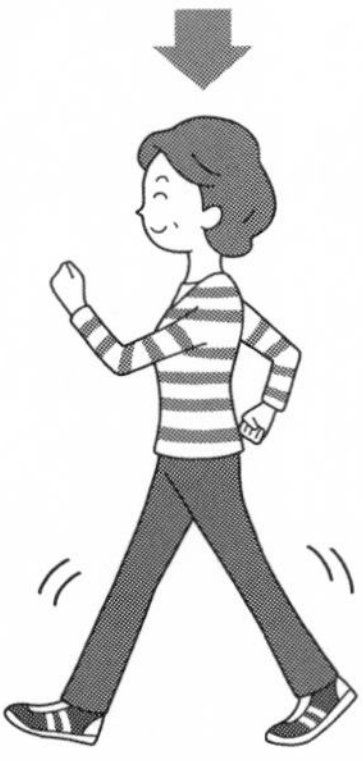

②腕を大きく振り、やや大またで。

③かかとから着地し、つま先で蹴る意識で。

るだけでも有効です。もちろん、時間をとって20～30分、連続で歩ければより効果的です。ウォーキングよりランニングのほうが運動量は多くなりますが、足腰への負担が大きく、股関節を痛めたりする危険があるので、高齢者にはランニングよりウォーキングをおすすめします。無理は禁物です。

毎日おこなわなくてもかまいません。京都大学の研究チームによれば、1週間に1、2日でも8000歩以上歩く人は、歩かない人に比べて死亡率が十数％低下することが報告されています。いずれにしても、やりすぎにならないように要注意。適度なウォーキングを日課にしましょう。

70 70歳からのドローイン ギュッとお腹をへこませて腸を刺激

運動がどうしてもできないときは、呼吸をベースにした「ドローイン」という運動もおすすめです。

これは、腰痛のリハビリを目的とした理学療法の一種として開発されたもので、その後、出っ張ったお腹を引き締める方法としてダイエットに応用され、話題になりました。

そのやり方は、お腹を意識的にへこませて一定時間キープするという簡単な方法ですが、じつは腸にほどよい刺激を与えるのにも効果的です。

ドローインをおこなうと、お腹の前面の筋肉はもちろん、側面や背中側の筋肉も使われ、さらに周囲の腹筋群も使われて、自然に腸に刺激が加えられます。つまり腸によいのです。

（図表5-4）腸にほどよい刺激を与える「ドローイン」

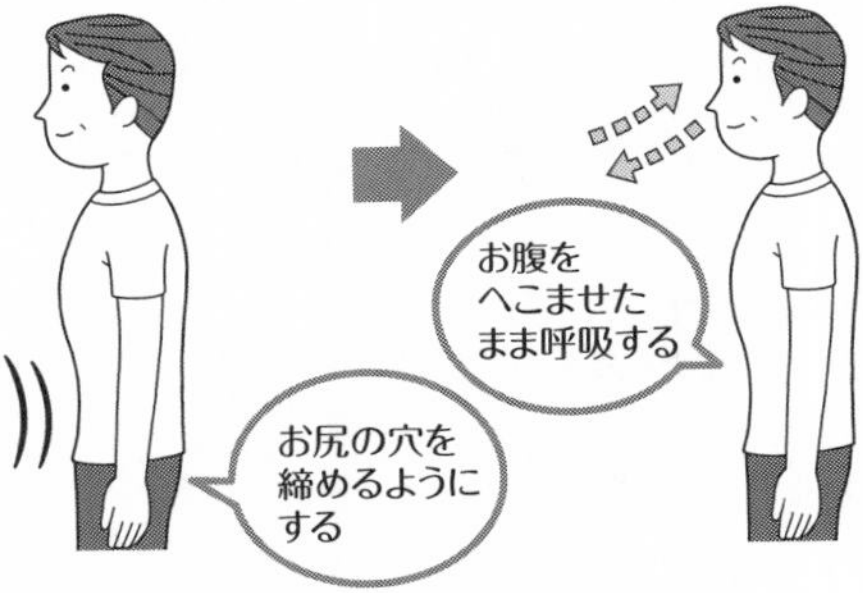
お腹を
へこませた
まま呼吸する
お尻の穴を
締めるように
する

①立った姿勢で、背すじを伸ばし、あごを引く。
②お腹全体に力を入れてキュッとへこませる。
③約30秒間キープ。その間、呼吸は止めないで自然にしておく。②〜③を3〜5回くり返す。

また、自律神経を整える作用もあり、とくに大きく息を吐くことで副交感神経を優位にし、リラックス効果をもたらすことができます。

ドローインを効果的におこなうには、背すじをしっかり伸ばした状態で、意識的に大きくお腹をへこませるのがコツです。

具体的には上図のようにおこないましょう。

いつでもどこでもできて、腸の活動を高められるので便利です。ほかにも、冷え症、腰痛、肩こり、ダイエットなどの改善にも役立ちます。

71

70歳からのストレッチ

自律神経を調整して腸もリラックス

腸に対する運動の効果は、血流促進や腹筋などの筋力向上だけではありません。腸はストレスに深く関係する臓器です。適度な運動でストレスが軽減・解消できれば、それによっても、弱った腸を元気にできます。

とくに、ふだんの人間関係などで緊張を強いられると、自律神経のうちの交感神経の働きが高まり、腸の機能をつかさどる副交感神経が抑制されてしまいます。すると、腸が冷えたり、腸全体の機能低下を招いたりしやすくなるのです。

ウォーキングもストレス解消に役立ちますが、寝る前などにもっと手軽にできて、ストレス対策になるのがストレッチです（図表5－5）。

（図表5-5）腸をリラックスさせる「腸ストレッチ」

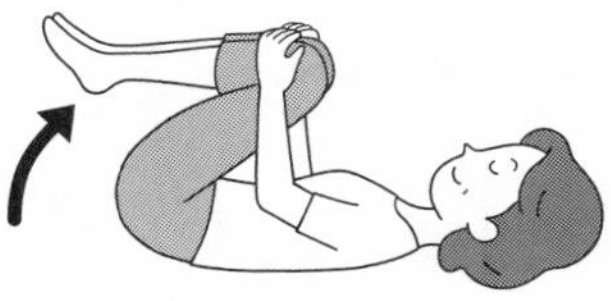

①床にあおむけに寝る。
②腰を床につけたまま、手で両ひざを胸に引き寄せ、あごを軽く引く。
③②の姿勢のまま深呼吸を5回くり返した後、手足を伸ばしてリラックスする。

（図表5-6）腸と心のストレスを解消させる「腹式呼吸」

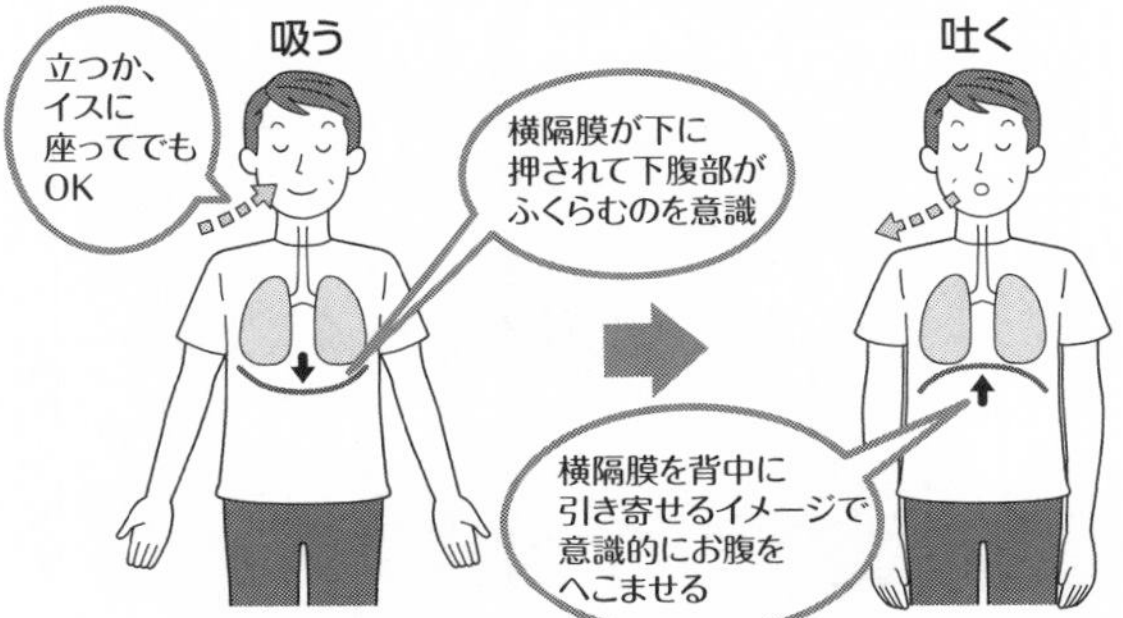

①背すじを軽く伸ばして余分な力を抜く。
②鼻からゆっくり、いっぱいに息を吸う。
③口をすぼめるようにして、ゆっくり細く長く息を吐ききる。②〜③を5〜10回程度くり返す。

緊張する出来事が多かった日や、腸のトラブルがあった日は、寝る前の時間帯にゆったりした気分でストレッチをしてみましょう。

次の呼吸法をドッキングさせると、さらにリラックス効果が高まります。

72 70歳からの呼吸法
「腹式呼吸」でイライラ・不安を解消

手軽にリラックス効果が得られて、ストレス解消と腸の健康回復に役立つのが腹式呼吸です。腹式呼吸は、深く呼吸をすることで、胸部と腹部の間にある横隔膜を上下させる呼吸法です。ストレッチがめんどうという方はぜひ試してみてください。

横隔膜は、「膜」という名前ですが、じつは筋肉です。腹式呼吸は、手軽にできる筋肉のストレッチでもあるのです。横隔膜を上下させることで、腸のマッサージ効果も得られるので、その意味でも腸の冷えや停滞腸の対策になります。

腹式呼吸のやり方は、右の図のとおりです。横隔膜を意識しておこなうのがコツです。

腹式呼吸は場所を選びません。寝る前に限らず、イライラやストレス、不安などを感じたら、どこでもおこなえるのが利点です。

73 70歳からの入浴法 腸をじっくり温めるには「半身浴」を

冷えによる腸機能の低下を防ぐには、入浴が効果的です。その際はお湯の温度に気をつけましょう。

高い温度のお湯に短時間つかると、交感神経が刺激されてしまいます。目を覚ましたいときや、活動の前には向いていますが、夜、ゆっくりリラックスして休むときには、ぬるめのお湯（38～41度くらい）が効果的です。ぬるめのお湯につかることで、腸をつかさどる副交感神経の働きも高まります。

普通の全身浴もいいのですが、さらにおすすめなのが、ぬるめのお湯でおこなう半身浴です。半身浴は、みぞおち（胸骨の下の、中央のくぼんだところ）から下だけを湯につける入浴法です。

それだと温まらないのではないかと思われがちですが、半身浴だと、じっくり長くつかることができ、血流が上半身にも回るので、かえって体の芯から温まります。

半身浴は、心臓に水圧がかからないので、心臓や血管が気になる高齢者にもやさしい入浴法です。また、下半身の血流をよくしてから血液を上半身に回すことで、より血行がよくなり、それが長続きします。その分、腸を温める作用も得られます。

高齢者の場合、全身浴、半身浴にかかわらず、とくに冬場は、寒暖差によるヒートショックに気をつけましょう。

前もって浴室を暖めておくだけでなく、脱衣所も暖めておくこと。食後すぐや飲酒後の入浴は避け、同居者に一声かけてから入浴するようにしましょう。

また、入浴後は、浴槽から急に立ち上がらず、浴槽のへりなどをつかんでゆっくり立ち上がるようにしてください。

74 70歳からのアロマバス 好きな香りで気持ちも腸も癒やされる

入浴によるリラックス効果や血行促進効果、ひいては腸を温める効果をもう一段アップさせるのに役立つのがアロマセラピーです。アロマセラピーは、さまざまなハーブの持つ香り成分を利用しておこなう健康法です。

とくに手軽で効果的なのが、ハーブの芳香物質に含まれる薬効成分を抽出したエッセンシャルオイル（アロマオイル、精油）を使う「アロマバス（芳香浴）」です。

半身浴で、ぬるめのお湯にゆっくりつかると、それだけでも腸をつかさどる副交感神経の働きが促されますが、そこに、アロマセラピーで心地よい香りを立てると、さらにリラックスできて副交感神経の働きが高まります。香りを空気中に拡散させ、鼻や肌から薬効成分をとり入れる方法です。

アロマバスで使うエッセンシャルオイルとしては、ラベンダー、カモミール、ゼラニウム、ネロリなどがおすすめです。

これらを好きな割合で組み合わせたり、自分がリラックスできる、ほかの香りを使ったりしてもかまいません。大事なのは植物100%でつくった香りを選ぶことです。

浴槽に入れる際は、エッセンシャルオイルをそのまま入れるとお湯全体に拡がりにくいので、前もってキャリアオイル（希釈用のオイル）に溶かしてから使います。おすすめのキャリアオイルとしては、オリーブオイル、ホホバオイル、アーモンドオイルなどがあります。

具体的なアロマバスのやり方は以下のとおりです。アロマバスを用いた半身浴や、足だけをつける足浴も効果的です。

①キャリアオイル10mℓ程度を容器に入れる。

②ラベンダー、カモミール、ゼラニウム、ネロリ、その他のエッセンシャルオイルを、単独もしくは組み合わせて、①に2〜5滴程度入れてよく混ぜる。
③②を浴槽に入れて混ぜる。

75 70歳からの腸マッサージ&エクササイズ お腹のガスを抜いて腸内環境をリセット

腸の機能が衰えている人は、不快なお腹の張りや重苦しさが続くことが多いものです。これは、腸に便やガスが長くとどまりやすいためです。

とくに女性には、大腸のなかの横行結腸《おうこうけっちょう》（199ページ図表5-7右上図参照）が垂れ下がっている人が多く、そういう人は、お腹の張りや重苦しさがひどくなりがちです。この場合は、大腸のなかでも、横行結腸にガスがたまりやすく、抜けにくくなっています。

腸の働きが鈍ると、腸内に老廃物がたまりやすくなります。老廃物が滞った「停滞腸」を放置すると、腸内細菌がつくりだしたガスが排出されにくくなり、胃を圧迫し、胃や腸に不快感、吐き気、痛みなどの不調を生じさせます。

加えて、腸内に残った老廃物が有害物質を発生させ、それが血液に混ざって全身をめぐり、糖尿病や動脈硬化、アレルギーやうつ病といった疾患を引き起こす場合もあります。

そんなときに効果的なのが、「腸マッサージ」です（図表5－7）。お腹にたまったガスを抜きやすくするために考案された、外側からの腸活法です。腸マッサージでお腹にたまったガスを抜くことは、健康な腸内環境づくりにつながります。

この腸マッサージは、私が、5万件超の大腸内視鏡検査をおこなうなかで考案したものです。大腸内視鏡検査では、チューブの先端のカメラを大腸に入りやすくするため、あらかじめ大腸のなかに空気を送り込みます。

ところが、検査が終わったあとも、この空気が大腸内に残ることがあり、私はその空気を抜きやすくする方法をいろいろと試しました。その結果わかったのが、ここで紹介する腸マッサージで、その効果は多くの患者さんで証明済みです。

基本の腸マッサージのコツは、「腸の3つのポイント」（図表5－7の右上図参照）を意識すること。そのうえで、①右わき腹から左側へ、②左わき腹から下へと手のひらで腸を

（図表5-7）腸内環境をリセットする「腸マッサージ」

へそ上の
横行結腸に沿って
マッサージする
イメージで

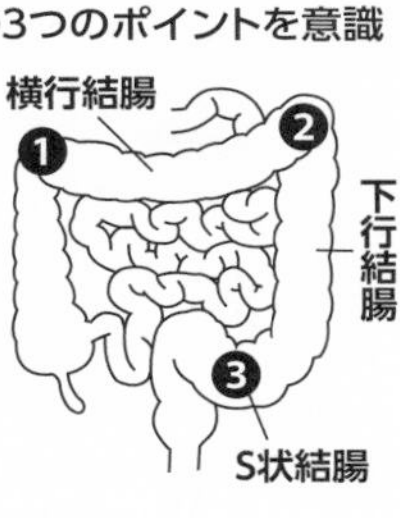

①左向きに横になり、右脇腹を
右手のひらで下方向に押す。

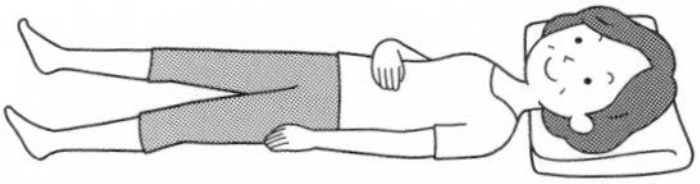

②次にあお向けになり、右手を
右腹部から左腹部のほうへ押
しながら移動させる。

下行結腸から
S状結腸にかけて
マッサージする
イメージで

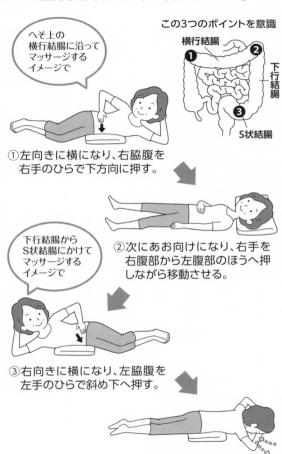

③右向きに横になり、左脇腹を
左手のひらで斜め下へ押す。

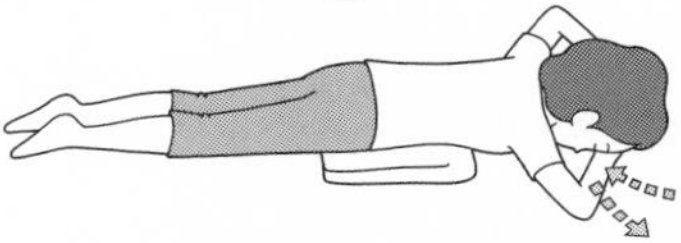

④うつぶせになり、深呼吸を3～
5回おこなう。

押すことで、ガスが抜けやすくなります。

ガスが抜けることで腸内環境がリセットされ、腸は徐々に正常な機能をとり戻していきます。腸マッサージは1日1回、もしくは2回おこないましょう。

そして最後に、「腰ひねり」と「お尻歩き」という腸にいい簡単エクササイズをイラストで紹介しておきます（図表5－8、5－9）。日々の生活のなかで、時間を見つけてぜひ、おこなってみてください。

（図表5-8）お腹の張りを解消し腸を整える「腰ひねり」

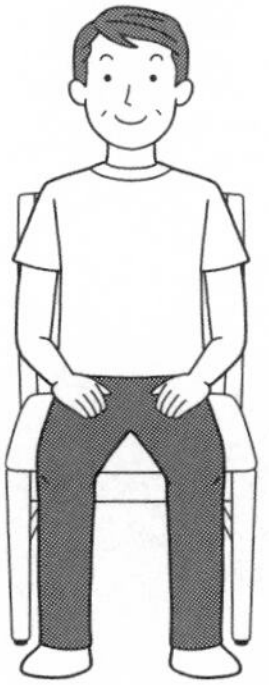

①イスに座り、足は肩幅くらいに開く。

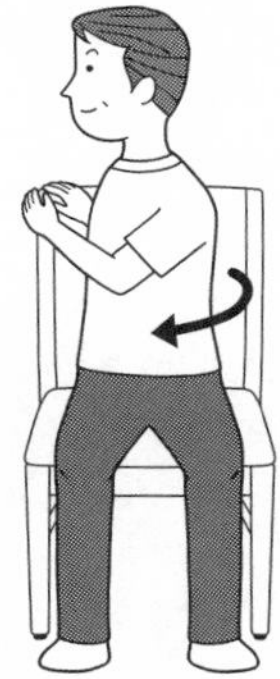

②座ったまま上半身をゆっくりひねる。

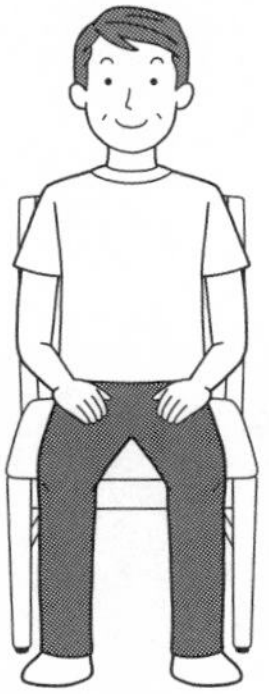

③元の姿勢に戻る。

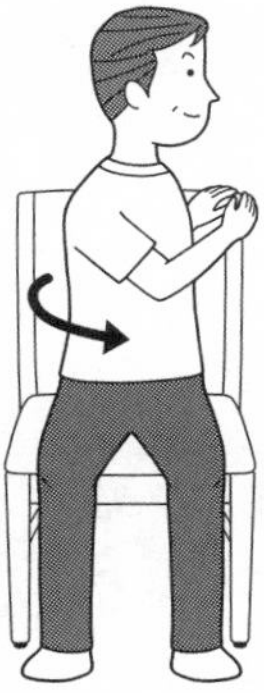

④同じように反対側にも上半身をゆっくりひねる。左右1セットで3～5セットおこなう。

（図表5-9）腸を整える総仕上げに「お尻歩き」

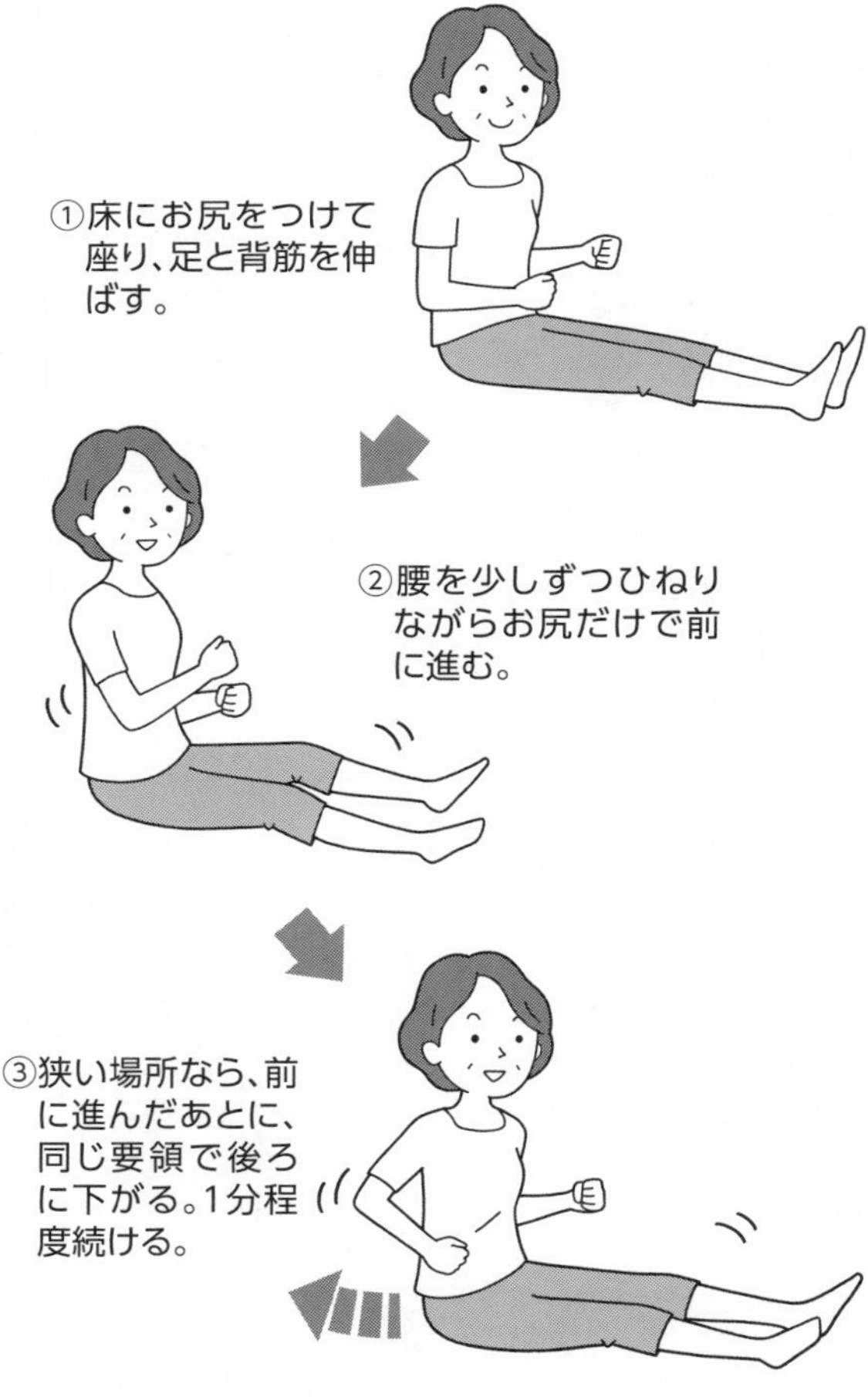
①床にお尻をつけて座り、足と背筋を伸ばす。
②腰を少しずつひねりながらお尻だけで前に進む。
③狭い場所なら、前に進んだあとに、同じ要領で後ろに下がる。1分程度続ける。

おわりに

本書は、「70歳以降」の腸の不調・便秘症に特化してまとめた、初めての本です。

70歳を過ぎると、男性も女性も消化管運動、つまりは腸の機能が老化し、排便力が低下していきます。これはある程度やむを得ないことなのですが、なかなかこの事実を受け入れられず、20～30代の頃の排便力を求めてしまう人が少なくありません。

この傾向はとくに男性に強く見られます。20～30代の頃の排便力を求めるあまり、無理なこだわり（たとえば、乳酸菌や生薬など）を追求する人も多く、私はこういった便秘症の人を「こだわり便秘」と考えています。

このこだわりが正しいほうへ向かえばいいのですが、誤ったほうに向かうと、かえって腸の老化を進め、便秘が悪化してしまうことにつながりかねません。

ですから、本書を参考に、正しいこだわりを持ってほしいと考えています。そうすれば、70歳以降でも腸の健康を維持でき、その結果、快適な生活が得られ、長生きにつながるはずだからです。

最後になりましたが、本書をつくるにあたり、コーエン企画の江渕眞人氏、青春出版社プライム涌光編集部の中野和彦氏には、たいへんお世話になりました。この場を借りて御礼申しあげます。

2023年4月

松生恒夫

青春新書
INTELLIGENCE

こころ涌き立つ「知」の冒険

いまを生きる

"青春新書"は昭和三一年に——若い日に常にあなたの心の友として、その糧となり実になる多様な知恵が、生きる指標として勇気と力になり、すぐに役立つ——をモットーに創刊された。

そして昭和三八年、新しい時代の気運の中で、新書"プレイブックス"にその役目のバトンを渡した。「人生を自由自在に活動《プレイ》する」のキャッチコピーのもと——すべてのうっ積を吹きとばし、自由闊達な活動力を培養し、勇気と自信を生み出す最も楽しいシリーズ——となった。

いまや、私たちはバブル経済崩壊後の混沌とした価値観のただ中にいる。その価値観は常に未曾有の変貌を見せ、社会は少子高齢化し、地球規模の環境問題等は解決の兆しを見せない。私たちはあらゆる不安と懐疑に対峙している。

本シリーズ"青春新書インテリジェンス"はまさに、この時代の欲求によってプレイブックスから分化・刊行された。それは即ち、「心の中に自らの青春の輝きを失わない旺盛な知力、活力への欲求」に他ならない。応えるべきキャッチコピーは「こころ涌き立つ"知"の冒険」である。

予測のつかない時代にあって、一人ひとりの足元を照らし出すシリーズでありたいと願う。青春出版社は本年創業五〇周年を迎えた。これはひとえに長年に亘る多くの読者の熱いご支持の賜物である。社員一同深く感謝し、より一層世の中に希望と勇気の明るい光を放つ書籍を出版すべく、鋭意志すものである。

平成一七年　　刊行者　小澤源太郎

著者紹介
松生恒夫〈まついけ　つねお〉
1955年東京生まれ。松生クリニック院長。医学博士。東京慈恵会医科大学卒業。同大学第三病院内科助手、松島病院大腸肛門病センター診療部長などを経て、2004年、東京都立川市に松生クリニックを開業。現在までに５万件以上の大腸内視鏡検査を行ってきた第一人者で、地中海式食生活、漢方療法、音楽療法などを診療に取り入れ、治療効果を上げている。おもな著書に『図解ハンディ版　腸を温める食べ物・食べ方』『「腸の老化」を止める食事術』『「炭水化物」を抜くと腸はダメになる』（いずれも小社刊）、『「排便力」をつけて便秘を治す本』（光文社）など多数。

70歳《ななじゅっさい》から寿命《じゅみょう》が延《の》びる腸活《ちょうかつ》　青春新書 INTELLIGENCE

2023年５月15日　第１刷

著　者　松《まつ》生《いけ》恒《つね》夫《お》

発行者　小澤源太郎

責任編集　株式会社プライム涌光
電話　編集部　03(3203)2850

発行所　東京都新宿区若松町12番１号 〒162-0056　株式会社青春出版社
電話　営業部　03(3207)1916　振替番号　00190-7-98602

印刷・中央精版印刷　製本・ナショナル製本

ISBN978-4-413-04670-1